糀のチカラ

ガンと共生する食生活

山田 明美

糀の家 代表

上級麹士・薬膳麹士・食育ソムリエ・塩ソムリエ

はじめに

糀は、古来より日本人が毎日の食事に取り込んできた、美容にも健康にもよい、優れた発酵食品です。ここちよい暮らしのために欠かせない食品です。

わたしは糀の専門家として、「糀でつなぐ食と人の和を大切に」という想いから、「糀の家」という教室と「食と健康と美」をテーマにした講演活動を通じて、気軽に暮らしの中へ取り入れていける糀の魅力を伝え続けています。「麹」ではなく「糀」の文字を使っているのは、わたしが米偏に花の「糀」の字が好きだからです。

糀を作るときは、一粒一粒のお米の声を聴きながら、水にこだわり、糀ができるまでの全工程を手作業と経験で管理しています。季節ごとの温度や湿度も考えて、糀が健やかに育つようにと、やさしく丁寧に見守りながら作っています。

教室では、ご家族のために作った糀が最高の力を発揮できるよう、糀のすばらしさをお伝えしながら、健康な食事と笑顔の食卓になることを願って指導しています。より深く学びたい方向けに、初級麹士取得講座・上級麹士取得講座も開催しています。

「糀の家」では、わたしはアーミンと呼ばれています。本書はアーミンと夫であるユーちゃんがガンと共生するための食生活改善のお話です。食生活改善にはわたしの専門である糀が大きな役割を果たしています。

ユーちゃんは、67歳のときに前立腺ガンの宣告を受けました。ステージⅣの一歩手前でした。

当時のユーちゃんは、いまさら痛くて、苦しい抗ガン剤を投与することも、メスでからだを切り刻まれることも、精神をズタズタにされることも、だらだらとした入院生活をすることも、退院後に毎日薬漬けになることも、いつまた再発するかもしれない恐怖と不安の日々を過ごすことも「俺はそんなのはまっぴらごめんだね！」と一切の医療手当を拒否しました。そして、人生終盤に残された時間を楽しく大切に使うことを決めたのです。

ガンは怖い病気として認識されています。現代医学のガン治療を否定するわけではありませんが、ガンとは戦わずに、ガンと共に生きていくことはできないのでしょうか。わたしは、戦うという言葉はあまり好きではありません。

「ガンも生き物だよね。生き物ならば栄養のあるエサを与えなければ育たないだろう」とユーちゃんは自分勝手な理屈をいい出しました。ユーちゃんは自分自身に備わっているであろう「自然治癒力と生命力」を信じてみようと思ったのでした。

わたしは、ユーちゃんの覚悟を聞いてから、糀を使った食事でユーちゃんを健康で元気なからだに戻してみようと考えました。そして、「食事と日々の生活習慣」の見直しに着手しました。

ガンの宣告からいままでの5年近く、ユーちゃんは一粒の薬剤も、一切の治療もせずに、いつまでたってもうまくならないゴルフを週に1日やり、その他の日は好きで選んだ楽しい仕事だけを忙しそうにしています。わたしから見たら、ガンの宣告を受ける前よりとても元気です。「食と生活習慣」を見直すことはもちろんなのですが、大切なことは、いつも前向きに、明るく、仲よく、笑いのある家庭であることなのではないかと感じています。ガンの宣告を受けたあと、わたしたちは以前よりも健康的に楽しく生きています。

本書は、ガンとは戦わずに共に生きていくことに決めたユーちゃんと、それを食生活から応援したアーミンの奮闘記です。

ユーちゃんの食生活改善にご協力をいただいた増本勝久氏はじめ多くの皆様、この出版にアドバイスをいただいた皆様に、この場をお借りして心から感謝と御礼を申し上げます。ありがとうございました。

2025年1月

山田明美

目次

第2章　わたしの夫とガン　21

第5章　いろいろな出会いとこれから　109

第1章　糀について

麹と糀

「麹」と「糀」は、どちらも「こうじ」と読み、同じものを指します。「麹」は中国が起源の漢字です。蒸した麦や豆などの穀物を手でまりのように丸め、表面にコウジカビが繁殖する様子を表しています。

「糀」は明治時代に日本で作られた漢字です。米にコウジカビが花が咲くように繁殖する様子を表しています。一般的に「麹」は米・麦・豆など穀物で作られたこうじ全般を指し、「糀」は米で作られたこうじを表していることが多いようですが、どちらの漢字を使っても間違いではありません。

わたしは香りを感じる「糀」の文字が好きなので、ふだんからこちらを使っています。本書でもこちらを使うことにします。

糀とはなにか

糀は米や豆などの穀物類にコウジカビ菌を繁殖させたものです。日本の発酵食品に欠かせない食材です。糀は、その小さな一粒一粒の中に百種類以上の酵素を含んでいる珍しい食品です。この酵素は食物に含まれるアミノ酸やデンプンなどの栄養素を細かく分解し、新たな栄養素を生成します。

食物についたコウジカビが、酵素の力で食物をよりよく変化させることを「発酵」といいます。日本食の代表的な調味料である醤油や味噌、日本酒はこの糀の発酵の力で精製されています。

糀の効用は酵素が担っている

糀が人気となった最大の理由は、糀は小さな一粒の中に多くの酵素を含んでいることです。酵素とは、からだの中でハサミの役割をします。酵素は生き物ではありません。わたしたちは、食べ物を歯で切り刻み、砕いて食べます。

しかし、これだけでは食材の分子量が大きすぎて体内に吸収することができません。たとえば、お米に含まれるデンプン質を糖に、肉に含まれるタンパク質をアミノ酸へと細かく切るハサミの役割が酵素です。このハサミがなければ栄養素を体内に取り入れることができません。

この重要な役割をする酵素を元気にしてくれるのが「糀」です。永く健康に過ごすには酵素の無駄遣いはしないことが大切です。

糀は三大消化酵素のアミラーゼ(炭水化物＝デンプン分解酵素)、リパーゼ(脂肪分解酵素)、プロテアーゼ（タンパク質分解酵素）をはじめ、セルラーゼ（食物繊維分解酵素）など、百種類以上の酵素を含んでいます。

糀は腸内環境を整える

米糀や甘酒といった糀由来の発酵食品は健康効果が高いとされています。

糀は酵素のチカラでデンプンを分解し、デンプンよりも小さな糖のかたまりであるオリゴ糖にします。腸内環境を整える働きを持つ善玉菌のエサとなるオリゴ糖が増え、食物繊維も多く含まれていることから、腸を整える働きを持っているのです。

体内の免疫細胞の7割は、腸にあるといわれており、糀を摂取することで善玉菌が増え、腸内環境を整えられるため、整腸作用だけでなく免疫力向上にも効果があります。

糀は栄養価が高い

糀が持つ酵素はとても栄養価が高いという特徴があります。ミネラルや百種類以上ある酵素などからだの機能を健康に保つ栄養素から、疲労回復や美肌効果が期待されるビタミンやアミノ酸なども多く含まれます。

糀に含まれているビタミンB_1には糖質をエネルギーに変える働きがあり、疲労物質をためにくいからだになります。さらにビタミンB_2とB_6には、粘膜・皮膚の健康維持や新しい肌が生まれるターンオーバーを促進させる働きがあり、美肌効果が期待できます。

糀は食品の旨味や香りを引き出す

食材に糀を用いることで、食材単体では醸し出すことのない、独特の風味や香りを味わうことができます。たとえば、糀を用いた調味料の代表である味噌は魚や肉、野菜などを漬け込むことで、食材の隠れた旨味を引き出し、料理のバリエーションをおいしく広げてくれるのです。

糀の歴史

健康で過ごすのに大切なことは毎日の食事です。食べたものによってからだは作られます。

近年、糀が人気ですが、これは単においしいというだけではなく、からだにやさしいということがあります。このシンプルな２つの理由から人気となりました。

正しい食事を感謝と喜びの気持ちを持って食することが、生命力と免疫力を発揮して、結果として健康につながると思います。一説では、日本には縄文時代の二千年以上前に稲穂に付着した糀が日本中に伝わったといわれています。その時代から糀菌があったからこそ、現代の日本食があり、もしも糀菌が生まれていなかったならば、全く異なった日本の食文化になったかもしれません。

日本人の伝統的な食文化である「和食」は、2013年12月4日にユネスコ（国際連合教育科学文化機関）の第8回政府間委員会において「無形文化遺産」に登録されました。これは、長寿国世界首位の実績からも日本食（和食）が注目されたことになります。

糀の調味料

和食に必須な調味料や発酵食品は、糀から作られているものが多いのです。

わが家の調味料は、糀を使って作っています。作り方は後述しますが、わたしは米糀（生糀や乾燥糀）から調味料を作っています。

米糀は米の上に糀菌を繁殖させたもので、糖化作用を持つ酵素が豊富な発酵食品です。発酵によって米のデンプンが糖に変わります。甘酒、日本酒、味噌などは米糀を利用した発酵食品です。

和食の基本調味料は、「さ」「し」「す」「せ」「そ」です。わが家では次のように糀を使っています。

さ　酒、砂糖の代わりに、甘糀を使います。甘糀は米糀から作ります。

し　塩の代わりに、塩糀を使います。米糀に塩と水を加えて作ります。

す　酢はそのまま使います。酢はお酒が発酵してできたものです。

せ　醤油の代わりに、醤油糀を使います。醤油と米糀から作ります。

そ　味噌の代わりに、糀味噌を使います。

糀の安全性

米糀は米の上に糀菌を繁殖させたもので、糖化作用を持つ酵素が豊富な発酵食品です。発酵によって米のデンプンが糖に変わります。甘酒、日本酒、味噌などは米糀を利用した発酵食品です。米糀に使われる糀菌は有性生殖をしない「不完全菌」です。カビのような有害成分を含みません。安全性が高いことで厚生労働省から「国菌」に認定されています。

紅糀が問題になりましたが、紅糀に含まれる「シトリニン」というカビ毒の成分が腎臓にダメージを与える可能性があり、ヨーロッパではシトリニン含有量に厳しい基準が設けられていいます。問題になった製品からはシトリニンは検出されませんでしたが、工業的にも取り扱いが難しい糀菌です。

材料による糀の分類

材料による糀の分類は次のとおりです。

●米糀

蒸した米に糀菌を繁殖させたもので、米味噌や日本酒、甘酒、酢などを作る際に用いられます。調味料の塩糀の原料も米糀です。

●麦糀

蒸した麦に糀菌を繁殖させたもので、麦味噌や麦焼酎に使われています。

●豆糀

蒸した大豆に糀菌を繁殖させたもので、豆味噌や「八丁味噌」に用いられます。

糀菌による糀の分類

菌による糀の分類は次のとおりです。

●黄糀菌

日本酒、米酢、味噌、醤油、みりん、甘酒などを作る際に利用されます。

●黒糀菌

焼酎や泡盛の製造に利用されます。

●白糀菌

黒糀菌が変異したもので主に焼酎に利用されます。

●紅糀菌

台湾で古くから使われている糀菌で、「豆腐よう」や「紅酒《アンチュウ》」など（紹興酒とは別）に使われます。

●カツオブシ菌

かつお節の製造に使われています。

第2章　わたしの夫とガン

わたしの夫のこと

わたしの夫であるユーちゃんは、昭和29年生まれです。ユーちゃんが64歳、わたしは52歳のときに、お互い2度目の結婚をしました。

ユーちゃんは、生まれも育ちも東京の港区です。映画の『ALWAYS 三丁目の夕日』そのままの東京タワーの街並みとそのままの下町の風情で育ったそうです。

神田駿河台の明治大学を卒業した22歳のときには、第二次オイルショック（若い人は知らないでしょうね）の戦後最大といわれた就職大氷河期だったそうです。

その中で、採用枠がたった1名という狭き門のIT商社にやっとの思いで入社したそうです。将来を期待された？たった1人の新人営業マンのユーちゃんは、「24時間戦えますか」のキャッチコピーのとおりに、パワハラ、セクハラ、カスハラがまかり通ったあの時代、令和のいまから見ると不適切な時代に、朝から夜まで、土曜日、日曜日も休みなく、獅子奮迅の働きをしていたそうです。

ＩＴ企業とは、ＡＩに始まり、ＤＸだの、デジタルだの、ロボットだの、スーパーコンピュータだのと最先端技術のスマートな企業を想像しますが、当時のユーちゃんたち営業マンは、ハードとソフトを組み合わせていかに売って売って売りまくることを厳しく？指導されてきたようです。

体育会育ちのユーちゃんは、負けず嫌いの性格もありますが、からだへの負担と精神的な重圧を顧みることもなく、43年もの長い時間をかけて、がむしゃらにエネルギーを費やしてきたと思います。「前へ！　前へ！」ですかね。わたしにはその大変さは想像もつきません。きっと、ストレスが当たり前になっていた毎日だったのでしょう。

単身赴任のストレス

ユーちゃんが56歳になったときに、大阪への転勤が命ぜられました。

東京以外の勤務は初めて、転勤も初めて、単身も初めて、関西も初めて、特に商人の町、大阪でのビジネスも初めて、初めて尽くしの転勤だったそうです。

スマートに見られる外資系の企業でしたが、中部・西日本全域の責任者となったユーちゃんは、営業実績を上げることが自身のポジションを維持して、家族が安心して生活ができるだけの収入を得られる唯一の手段だったそうです。

それは、胃がキリキリと痛くなるほどのストレス満載の毎日だったそうです。このときのストレスがのちのちに、ボクシングでいうレバーブローをたたかれていたようにじわじわとからだ全体に効いてきたのだと思います。「ジョー！　立つんだ！」

また、そのストレスの反動もあり、お目付役（東京にいた前妻）のいない自由な1人の生活となって、仕事帰りには北新地、心斎橋、難波と飲み歩き、週末の休みの日には京都、神戸、奈良、和歌山と食べ歩き、のびのびと1人の生活を謳歌していたようです。当時のユーちゃんは、仕事は厳しくも楽しく自由な日々を過ごしていたようです。わたしには、いまだに全部を白状してないこともあるようですが・・・

その後始末は、辛い離婚という結果になったそうです。仕事とはいえ、家族と離れ離れとなって、会話も途絶えてきていたことにも気がつかずにいたことを深く反省していました。ユーちゃんはこの離婚から数か月は、自身でも鬱の状態であったといっています。この経験から心療カウンセリングの資格を取得して、いっしょに働いている仲間が鬱にならないように事前に対応しているそうです。

これらのストレスものちのちにじわじわとからだに効いてくるのですが、ユーちゃんは、これらのストレスを「3食+間食+飲み歩き」に発散していたような時期だったのではないでしょうか。

ストレス太りとはこれらの結果で、自分ではやせてギスギスしているよりも「小太りは貫禄」だといい放っていました。

ユーちゃんが64歳のときの体型です。

・身長　156センチ
・体重　68キロ

・胴回り　97センチ
明らかに運動不足の小太り爺さん、よく店の前に立っているタヌキの置物そっくりになっていました。

組織から解放されて

ユーちゃんは65歳までサラリーマンを勤め上げて無事に退職しました。長い間、ほんとうにお疲れ様でした。

その少し前にわたしと巡り会って、再婚をしました。ユーちゃんはとても素敵なわたしといっしょになって幸せですね。

きっと逆玉ですよ。わたしと出会っていなければ、ユーちゃんはいまごろは天国にいますね。

ユーちゃんは離れ離れになることのないように、退職後も東京には戻らずにそのまま大阪でわたしと２人の住まいを構えることにしました。家族は、ユーちゃんとわたしの静かな２人暮らしです。

そして、これまでの「組織＝ストレス」に縛られないように、ＩＴ企業の事業支援をするコンサルティングオフィス「絆ＩＳＭ（キズナイズム）」を２０１８年に立ち上げました。

ユーちゃんは、運動不足を補うために週に１日のゴルフで歩くことをして、あとの４日間を顧客先とのビジネススケジュールとしたこれまでにないスタイルに変えました。特に、このコロナ禍の2年間は、外出せずにできる限りリモートワークで仕事をすることが定着していました。そのような平和な毎日が続いていました。

無料の健康診断から始まった

すべては無料の健康診断から始まりました。

あるとき、わが家の郵便受けに大阪茨木市から健康診断の案内が届いていました。ユーちゃんがこれまで勤めていた会社では、1年に1回の人間ドック検診を強制的に受けていたのですが、退職して2年、そろそろ人間ドックで診てもらおうかと思っていたようです。

ユーちゃんは、無料診断だし、コレステロール、中性脂肪、血糖値など気にはなっていたので測ってもらおうと気軽な気持ちでいたようです。そこで、指定された近くの病院に健康診断の予約を入れていました。この気軽さが、地獄の閻魔大王から呼び出されることになったのです。

無料の健康診断から数週間後、市役所健康管理課から診断結果が郵送されてきました。コレステロール、中性脂肪、血糖値などはやや高めでしたが、正常の範囲でした。

しかし、「血液検査 PSA値　14・8 ng／mℓ」備考欄には、「陽性　前立腺にガンの疑いあり。

至急再検査が必要です」と赤丸付きで記載されていました。

ユーちゃんは、なんのことだかまだ理解できずに、まずとった行動は当時の主治医（ドラえもん先生と呼んでいます）に検査結果を相談に行きました。

ドラえもん先生は、これまでどおりにやさしく問診と触診から始まりましたが、ＰＳＡ数値を見た途端に「専門医に診てもらいましょう！」と、いつになく真剣な顔だったそうです。

「えーっ！　そんなに！」

そこで、ドラえもん先生の病院で専門医によるＣＴ検査とエコー検査を受けることになりました。その検査では、前立腺が肥大ぎみであること以外の異常は発見されませんでした。しかし、ドラえもん先生は笑みのない真顔で、専門科のある大学病院への紹介状を書き出していました。

ドラえもん先生の病院から帰宅したユーちゃんは、歯切れが悪く、やっとの思いで、結果と経緯をわたしに話をしてくれました。

ユーちゃん！　まだなにも決まったわけではないので大丈夫だよ。元気出してね。

ユーちゃんはわが家から徒歩で行ける国立大学附属病院の診察となりました。泌尿器科の専門医のいる大学病院です。

担当の主治医はＫ先生で、再検査のＭＲＩから始まりました。毎度のことですが、何度も放射線を浴びるＣＴ検査だのＭＲＩ検査をすることにわたしは疑問がありました。

ユーちゃんはデータ男なので、数字を見ないと信用しないので「しかたないかぁ…」

・血液検査PSA値　12・5ng／㎖　陽性
・MRI検査の結果、前立腺にガンの影あり

K先生からは、「すぐに前立腺の生検をしましょう」と指示があったそうです。生検とは生体組織検査のことで、ガンが疑われる部位に針を刺して細胞を採取し、ガンの有無を調べる検査のことです。

しかし、楽天的なユーちゃんは、その時点でもまだ「誤診」ではないのかと疑っていたようで、仕事を理由に3か月先まで生検を引き延ばして帰ってきました。主治医のK先生は、不機嫌そうにイヤーなお顔をしていたそうです。ユーちゃんは、先延ばしをしたことで状況が変わることがあるかもしれないと思ったそうですが、事実を知ることをただ先送りにしただけかもしれません。

ガンの宣告

3か月後、国立大学附属病院で前立腺の生検を行いました。1泊2日の泊まりの検査です。

ユーちゃんは、それでも旅行気分で出かけていきました。案の定、看護師さんとも仲よしになり、病院食もきれいに全部食べたそうです。

１週間後に生検の結果が出ました。

なんと！　悪性のガンが検出されたのです！

以下は診断の結果です。

・前立腺ガンはＴ３ａと診断されました。

ステージⅢで前立腺被膜の外にガンが浸潤している可能性が高いということです。

・生検では、病巣に刺した針の14本中８本にガンが検出されました。

・悪性の程度を示すグリソンスコアは、４＋３＝７でした。（最悪は５＋５＝10）

・骨シンチグラフィ検査ではいまのところ骨転移はありませんでした。

「悪性の前立腺ガンです」

Ｋ先生からガンを突然に、しかもなんの感情もなく、事務的に、宣告されたときのユーちゃんは相当のショックだったようです。

「なぜ！　僕がガンなの？」

ユーちゃんでなくても、だれでもガンと宣告を受けたらいうでしょう。「えーっ！」「なんでわたしが！」

ユーちゃんは、テレビドラマでガン宣告を受けた主人公のように、膝の力が抜けて目の前が真っ暗になって倒れ込むことになった瞬間だったと思います。先生の話を聞くよりも、不安が一気に押し寄せてきて、タクシーのコマーシャルではありませんが「どうする！」だったそうです。

その混乱した精神状態の中で、K先生から処置の方法をなんの感情もなく、告げられたようです。

「ガンの治療法には、次の2つの選択しかありません。1つ目は外科手術、2つ目は放射線治療、さあどちらにしますか。決めてください」と。

しかし、ユーちゃんの口から発したのは「先生！　ちょっと待ってくださいよ！」というのが精いっぱい。ユーちゃんは、このようなときには大きく深呼吸しなさいと小さいころから母親に教わっていたようで、一呼吸置くと、まずはこの混乱状態を鎮めて頭の中を整理したようです。

そして、開口一番「先生、考える時間をください」でした。

しかしながら、それに輪をかけたK先生からの一言。

「おわかりと思いますが、考える時間も必要でしょうが、返事は急いでくださいね」

「おわかり」ではないから困っているのだろうが！

いうことはそれだけか！

この冷血無比。それでも人間か！

ユーちゃんは、返事に２か月の猶予をもらってとぼとぼと30分もかけて歩いて帰ってきました。

ガンとの共生を決意した夫

ガンの宣告を受けた人はみな同じと思います。ユーちゃんも同じように、わたしがひとりになったらと将来に対する負担と不安、自身の健康な生活が奪われることへの喪失感が生じていました。いくら楽天的なユーちゃんでさえも進行状況によっては、転移など術後が悪くなることを考えるとまさに「死」を覚悟した絶望感に襲われていたようです。顔にも言葉にも出してはいませんでしたが、わたしにははっきりとわかりました。

１週間、２週間と時間がたつにつれ、わたしたちは現実を受け入れられるようになりました。そして、冷静に対応しようとする気持ちが芽生えてきました。

ユーちゃんは「タダでは死なないからな！」

わたしもユーちゃんといっしょに、ガンの情報をできるだけ多く集めて、入院治療以外の方法がないか、完治した事例はないかを調べました。なかには、宗教まがいの勧誘もあったり、どうみても治すことより本とか商品の販売のためのセミナーだったり、医師の売名行為だったりと、カラーの強い商売がたくさんありました。

しかし、ガンを患った方の精神状態を落ち着かせたこととか、ステージⅣで医師から治療を見放された方々などが完治したという事例も多くあって、それをもとにできるだけ直接的にお会いしたり、WEBで話をお聞きしたりして、とても参考になりました。

特に、菜食中心という欧米での食材分野での食事療法には多くの興味がありました。


ガンと戦って勝てるのでしょうか？

敵であるガンとは何者なのでしょうか？

そもそも敵と捉えるべきなのでしょうか？

ガンは早期発見、早期対処で治るのでしょうか？

なぜ日本人はガンの発生率、死亡率が高いのでしょうか？

日本は医療先進大国ではないのでしょうか？

日本の先進技術でもなぜガンが減らないのでしょうか？

医学的対処法しかガンと戦う術はないのでしょうか？

普通の人は、日に５０００個のガン細胞が体内に発生しているそうです。それなのにガンが発症しないのはなぜでしょうか？

ガン治療の方法は信頼できるのでしょうか？

欧米との治療法の違いはあるのでしょうか？


ガンについては、調べるほどに疑問符ばかりです。これらの疑問を調べていくうちに、日本においてはガンの治療法がすべてのガンを完治していないこともわかってきました。

どの状態のガンが完治していないのでしょうか。医師から完治したといわれて退院しても、また転移して再発を繰り返すのはどうしてなのでしょうか。

ガンの治療をすることを拒んだユーちゃんは、「ガンと戦わずに、ガンと共生はできないか」と思いはじめました。

そして、次のように考えました。

ガンは生き物である。

ガンはエサを食べる寄生虫である。

ガンはエサを食べれば成長する。

ガンはエサを与えなければ衰える。

ガンのエサとはなに？

ガンという寄生虫にエサを与えているのはだれ？

ガンは遺伝子の読み違えで起きる自分の細胞の異化です。このユーちゃんの考え方はガンの正しい理解からは荒唐無稽《こうとうむけい》なものなのですが、ユーちゃんがガンを克服するためのイメージとしてはよいのではないかと思いました。

病気はからだから人生を楽しんでいますか？　のメッセージだとわたしは思っています。いつも明るく、前向きで、笑って生活することが、病気に対する最良の薬です。

ガンを治すという強い「気」が、ガンをやっつけたという事例もありました。

ガンの三大治療法（外科手術、放射線、抗ガン剤）の課題と副作用は長年いわれ続けていますが、現代医学では、依然としてこれらが有力な治療法であることに変わりはありません。わたしとユーちゃんは、ガンを増殖させるのは自分自身の暴飲暴食とストレスであると結論し、ガンを増殖させない食事と生活に変えることを決意しました。

そこで、ユーちゃんは、無謀にもガンの専門医であるK先生にストレートに相談をしてみようと考えました。

大学病院専門医の診断

告知からちょうど2か月後、国立大学附属病院の泌尿器科のK先生の再診を受けました。治療法は、外科手術または放射線治療以外にはないということでした。

ユーちゃんは、からだの状態と治療の方法についての疑問を思い切って質問しました。
ユーちゃん「このままだといつごろ死にますか」
先生　　　「前立腺ガンは進行が緩やかなため正確には答えられません」
ユーちゃん「先生は、外科専門医ですが、放射線治療とどちらをすすめますか」
先生　　　「手術です」
ユーちゃん「手術で完治できますか」
先生　　　「わかりません」
ユーちゃん「手術して完治する可能性はどのくらいありますか」
先生　　　「わかりません」
ユーちゃん「放射線治療法を教えてください」
先生　　　「放射線医に聞いてください」
ユーちゃん「放射線治療で完治する可能性はどのくらいありますか」
先生　　　「わかりません」
ユーちゃん「病院内で放射線担当医を紹介してください」
先生　　　「紹介はできません。一般外来で受付してください」
ユーちゃん「状態の引き継ぎはしていただけないのですか」
先生　　　「はい」

ユーちゃん「また再検査になりますか」
先生「たぶんなります。放射線医に聞いてください」
ユーちゃん「いつまでに処置方法の選択を決断しなければなりませんか」
先生「手術日程が立て込んでいるので今日申し込みをしたとしても5か月後です」
「決断が遅くなればなるほど手術は遅延しますよ」
ユーちゃん「手術の空き日程にわたしのからだを合わせるのですか。それだけの期間まで、わたしは死なないということですね」
先生「・・・」
ユーちゃん「経過観察で様子見をしたいのですがどうでしょうか」
先生「当院では経過観察はしません」
ユーちゃん「MRIの投影映像をいまだに見てないので見せてください」
「素人のわたしが見てもわからないので、どの部分にガンがありますか」
先生「この辺りかな？」
ユーちゃん「はっきりとはわからないのですか」
先生「実際には開腹してみないとわからないのです」
ユーちゃん「生検の結果内容を詳しく説明してください」
先生　A4のコピー用紙を取り出して乱雑な手書きで絵を描いて

先生　　　　「こんな感じかな」
ユーちゃん「どこにガン細胞があるのでしょうか」
先生　　　　またＡ４のコピー用紙に乱雑な手書きで絵を描いて
　　　　　　「こんな感じかな」
ユーちゃん「このコピー用紙の絵ではわからないのですが」
　　　　　　「では、Ｋ先生がいま見ているデータ画面のコピーをくれませんか」
先生　　　　「画面コピーはお渡しできません」
ユーちゃん「なぜですか？」
先生　　　　「画面コピーはお渡しできません」
ユーちゃん「欧米では生活習慣の改善と食事療法で治している事例があるようですが、
　　　　　　三大治療法以外に治す方法はありますか」
先生　　　　「食事療法でガンが治った事例はいままで聞いたことがありません」
ユーちゃん「食事療法という処置があるのはご存じですか」
先生　　　　「・・・」

するとＫ先生は、いきなり椅子を蹴って診療室の奥に立ち去ってしまいました。看護師さんもびっくりしていました。

ユーちゃん「なんじゃこのK先生の態度は！」

イヤーな顔をして立ち去ったK先生の顔はいまでも忘れられないようです。

わたしはこのK先生にとても感謝しています。

このK先生がやさしく説得力のある説明をユーちゃんにしてくれていたならば、ユーちゃんは自分のからだを振り返ることなく、K先生のいわれるままに外科手術の承諾書にサインして、現代医学の治療法のエスカレーターに乗っていたと思います。

そして、入院、検査、外科手術、放射線治療、抗ガン剤治療、定期観察と進んでいたかもしれません。そのうえ、自分のからだのメッセージを聞くチャンスもなければ、からだについていろいろと調べることもなかったと思います。

K先生、ありがとうございました。

ユーちゃんの親友のガン

同じ時期に、ユーちゃんの中学・高校の親友がガンの宣告を受けていました。ユーちゃんのガン宣告から6か月後のことです。ユーちゃんはその時期は、生活習慣を改善したことで15キロの減量が進行中で、入院も治療もせずに元気に仕事とゴルフをしていました。

親友はコロナワクチンの接種を避けていたのですが、子どもの受験があったのでワクチンを接種した直後に頸部が腫れてガンを発症したそうです。

親友は国内でも有数の大学病院に入院して治療し、寛解して退院しました。寛解とはガンの増殖が止まったと判断されることです。ガンが怖いのは増殖が続くことと転移です。

しかし、その後ガンは再発し、病院も転院して治療を続けましたが、結局打つ手がなくなり自宅療養になってしまいました。

ユーちゃんは親友が寛解したと聞いたときは、自分も抗ガン剤や外科手術でもよかったのかもと少し思ったようでした。

わたしは母の闘病生活がよみがえってきました。抗ガン剤の痛くて苦しい治療、高熱で意識がなくなり、吐き気と気だるさに耐えていた母、髪の毛は、テレビドラマのように少しずつ抜けていくのではなく、カツラを取るように髪がどっさりと落ちたことも思い出しました。

ユーちゃんの親友は最後の退院から６か月後に最期を迎えました。ユーちゃんの落ち込み方は尋常ではありませんでした。

しかし、この親友の死で、改めて自分の覚悟を決めたようです。

「やっと楽になった大切ないまの時間を入院治療には費やさない」

「ガンにエサを与えないで、ガンと楽しく共に生きるのだ」

うん、うん、楽しく生きるで！

親友の分もね！

わたしの母のこと

わたしをひとりにせんといてね！

ユーちゃん！　ここで死なれたら困るんよ！

お互いこれからが楽しい人生があるんやから！

それでも楽天的なユーちゃんは、「入院するなら、若くてかわいい看護師さんのいる病院にしてくれるか」

若くてかわいい看護師さんがいたとしても、入院生活と治療は辛いよ！

「ほんまに、あほやなぁー」


母の二の舞はもういやや！

わたしの両親は、鹿児島生まれ、2人して名古屋に出てきて、その後大阪に移り住みました。

見ず知らずの地で、2人して苦労に苦労を重ねて生きてきました。

男前で無口で小心者の父は、四十代の若さで天国に行ってしまいました。

残された母は、女手ひとつで内職をしながらわたしと弟2人を育ててくれました。

手先の器用な母は、ミシンの内職で家計を営んでいました。

わたしがどんなに早起きしても、夜更かしをしても、母はいつもミシンを踏んでいました。

休んでいる母、病気の母、弱音をいう母は、見た記憶がありませんでした。

わたしと弟２人の子ども３人が成人して、やっと楽な人生になると思った矢先です。母の目の調子が悪くなり、メガネを新調しようと下の弟といっしょにメガネ屋さんに行ったのです。

すると目の鑑定をしたメガネ屋のご主人から「お母さんをいますぐに病院へ連れて行きなさい」といわれたのです。

弟はすぐに母を連れて病院へ行きました。

そして、弟から声にならない、ただただ泣き声だけの電話をわたしは受けました。

弟の途切れる言葉をつなぎ合わせると、「メガネ屋さんの視力検査で異常が発見されたために、地元の大きな病院へ至急に行くようにといわれた。病院での検査の結果は、母の血液は赤色ではなくピンク色だった。診察の結果、生きているのが不思議な危険な状態ですといわれた」ということでした。そして、母はそのまま入院となりました。

わたしは、上の弟とすぐに病院に駆けつけました。先生から母の病名を聞かされました。

「急性多発性骨髄腫」

３人の姉弟は、目の前が真っ白になって、その場で涙が止まらなくなりました。

わたしは、恐る恐る先生に尋ねました。

「母はあとどのくらい生きられますか」

「わかりません。いつ発病したのかがわかりません。通常であれば発病して3年程度ですね」

「先生にお願いがあります。母はとても繊細で気の弱い人なのです。病名は告げないでいただけますか」

「わかりました」


涙をふいたわたしたち3人は母の病室に行きました。

とびっきりの笑顔で「びっくりした！　疲れと極度の貧血みたいだよ」とわたしが伝えました。母も笑顔でうなずいてくれました。

その後、先生が病室に来て病状の説明がありました。

しかしそこで、先生の第一声は「急性多発性骨髄腫です」

母の顔が真っ青になったのを覚えています。

わたしたちとの約束を破った先生の無神経なその告知にぼう然としました。

すぐにわたしは、「その病気は治る病気、軽い病状なのですよね」とその場を繕いました。

それでも母の落ち込み方は、顔を見ればはっきりとわかりました。

それからもその病院では信じられないような対応がたくさんありました。母だけではなく、他の患者さんに対してもありました。

母と同室の31歳の女性でしたが、早く退院してビールを飲みたいと毎日のようにいっていましたし、微熱程度で元気な様子でした。しかし、先生の指示どおりに山盛りご飯のような量の薬を毎日毎日まじめに飲んでいました。

３週間ほどたつと、彼女のからだはむくみで倍くらい巨大化して、おむつをされて以前の面影は一切なくなりました。

結果は、１か月もしないうちに苦しんで亡くなってしまいました。彼女を苦しまずに治すには、他の手段はほんとうになかったのでしょうか。

わたしは母に相談しました。

「お母さん、家に帰って療養しない？　それともこの病院を変えない？」

母の返事は、「どうしたん？　あんたはあの先生が嫌いなの？　あのお医者様はわたしの先生だよ。先生のいうことを聞いていれば治るんだよ。先生にわたしの命を預けたと決めたのだからね」

母にとっては「先生」がいうことは絶対だったのです。

しかし、母の容態は一向に回復する気配がないばかりか、この鹿児島生まれの我慢強い母でさえも、治療に苦しみ、のた打ち回る母の姿を毎日のように見てきました。それでも母は「先生」のいうことで治ると信じていました。

わたしは、病院の先生とか医療技術を否定するつもりはありません。しかし、病気はからだからのメッセージだと思っています。からだからの声を聞くことで、休憩したり、人生を振り返ったりするチャンスを与えてくれていると思っています。自身の命を他人にすべてを任せるのではなく、自分が病気と向き合っていくことがあってもいいと思っています。

わたしは、ユーちゃんが母と同じような病状を進むことになるのではと強く心配しました。なにが「かわいい看護師さんがいて、楽しい入院生活なんてないでぇ！」

とにかく、ガンについての情報を集めるだけ集めよう！

夫の覚悟「ガンが喜ぶことをしない」

ところが、ガンについての情報を集めていたユーちゃんから、

「僕は絶対に入院治療はしない！」といい出してきたのです。

いまのこの時間を楽しみながら、ガンを治す方法を探すことにしたそうです。ユーちゃんが入院治療をしないと決めたのであれば、ユーちゃんには苦しくて辛い治療をせずに原因を取り除くことができれば、ガンは治るかもしれないとわたしは思いました。

そこで、ユーちゃんに一喝！

「あなたがやってきたこれまでの生活や生き方を振り返ってみようよ！」

「ガンにどれだけのお金と時間を費やしてエサを与えてきたんやろうか！」

わたしたちは、数々の文献をはじめ、ガン治療の経験者、ご遺族、医師など多くの方々か

ら多くのご意見と忠告をいただきながら、情報を集めました。

　これには有限会社ウィルマックスの増本社長の存在が大きく関わっています。増本社長は、医学の知見はもちろんのこと、科学から芸術に至るまで豊富な知見を持たれた方で、あらゆる方面の専門家を紹介していただきました。

　また、人が生きていることの役目があることも教えていただいています。増本社長は80歳を超えておられますが、人間は120歳までは生きられる構造があるともおっしゃっています。

　そこで、ユーちゃんが「入院治療をしない」となったら、わたしは「ガンが喜ぶことをしない」という合意が生まれました。

　アーミンの心の声
「病気はからだからのメッセージですよ」

「無理をしないでとからだからのメッセージを聞いてね」

「いままでの生き方はほんとうに楽しい人生と思いますか？」

「ユーちゃんは、ガンより前に心筋梗塞、心不全で天国行きですよ」

　ほんまに太りすぎやで！

　自覚がないのが怖いくらいや！

ユーちゃんには、3つの目標を聞き入れてもらいました。

目標1 食生活を改善すること。長年の暴飲暴食の生活習慣を反省し改善すること。「反省やで」

目標2 寝る前の間食はやめること。「子どもでもできるやろ！」

目標3 8か月で15キロの減量をすること。「余分な肉と油にさよならしような！」

その代わりに4つの条件をわたしは受け入れることにしました。

条件1 契約中の仕事はキャンセルせずに続けること。

条件2 好きなゴルフは週に1日は続けること。

条件3 旅行も年中行事はいままでどおりに続けること。

条件4 入院と服薬に残り少ない時間を使わないこと。

ここが生活改善のチャンス！

ここがチャンス！ 1

ビジネスの最前線で働いていたユーちゃんが現役の一線を退きました。ユーちゃんの現役時代の写真を振り返ると眉間のシワは深く、いつも苦虫を噛みつぶしたような難しい顔をしていました。それが、組織に囲われないコンサルタント事業を立ち上げたことで、ストレスがなくなったのか、深かった眉間のシワがなくなってきていました。

感謝！

ここがチャンス！　2

コロナ禍で生活習慣を改善できる。
リモートワークで、飲み会が激減する
外食が減り、家で食事をすることができる。

ここがチャンス！　3

ユーちゃんは、ガンの告知を受けて、気丈さがなくなり、完全に気落ちしている。

わたしは最初からガンなど心配はしていない。

だれもが持っているガン細胞（毎日５０００個のガン細胞が体内で生まれる）より心配は、お医者様にすべてを委ねてしまうことなのです。自分自身が病気と向き合うことです。

ユーちゃんは、ガンよりも前に心筋梗塞か心不全が心配でした。ユーちゃんにも備わっているであろう「蘇生能力」を信じて、ガンに大暴れされないように改善しよう！

まずは、やせてもらおう。

おなかいっぱい食べても減量できる方法はあります。

1日3食+間食から1日2食+間食なしに。

ユーちゃんのこのときの体重は、68キロ。

小柄なユーちゃんにはずいぶんと太りすぎなのです。

食事の工夫

食事の工夫　1

ユーちゃんは「食べ物は残さない。もったいない!」主義です。

世代的には仕方がありませんが、余分な料理、食品、お菓子類はテーブルには置かずにストックもしないようにしました。

とにかく、目の前にあるものはもったいないといって食べてしまいます。

この食いしん坊!　困ったものです。

食事の工夫　2

食事には糀を積極的に使うことにしました。調味料は自家製の糀を使って作りました。

糀を使うことで、いままでどおりに牛肉、豚肉、鶏肉、魚を食べられるようにしました。

麺類には、野菜やこんにゃくを加えて、麺量を気持ち減らして作ることにしました。

濃い味を好むユーちゃんなので、味気のない料理とならないように糀でしっかりと旨味をつけました。

食事の工夫　3

毎日「笑」のある食卓にしました。

朝は、娘が孫を連れて出勤するまでてんやわんやなのですが、その後のわたしたちはそのてんやわんやの光景を思い出しては、あきれかえったり、笑ったりして、豆から挽いたコーヒーを2人でゆっくりと飲みます。夕食は娘と孫が加わって、娘の今日の出来事と愚痴を聞きながら笑いのある食事となります。

食べてやせるは大成功！

なんと8か月間で15キロの減量に成功しました。

拍手！　よくできました！

ユーちゃんは、ただ朝食を抜いただけで、おなかいっぱいの食事をして、なんの苦労もなく、減量ができたのです。太りすぎである余分な肉と脂肪はかんたんに落とすことができるのです。

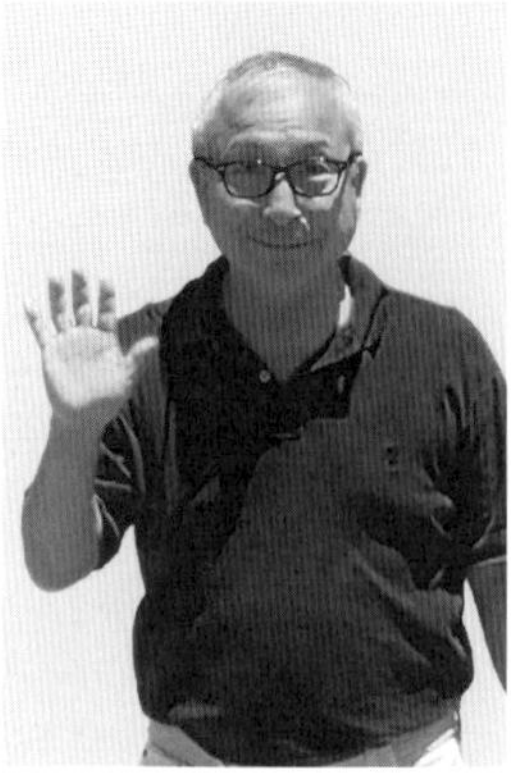

Before

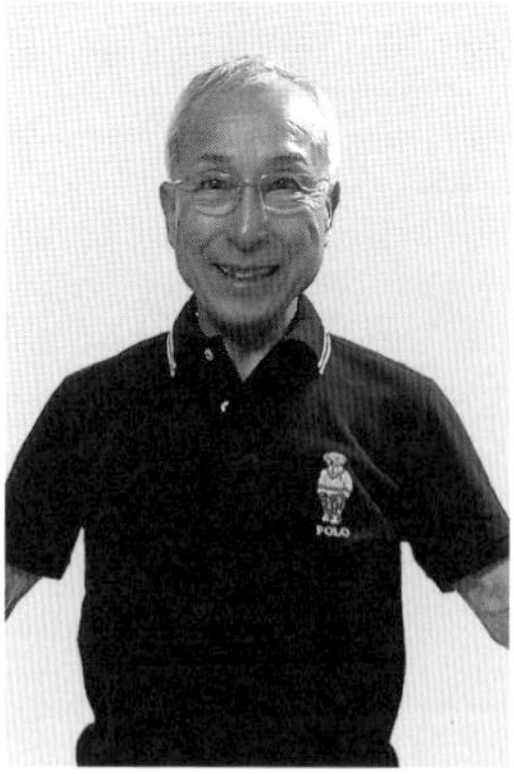

After

夫の「ああ！　勘違い」

ああ！　勘違い　1

ユーちゃん「減量できた自分の精神力は大したものだな！」
アーミン「だれのおかげで減量できたと思っててんねんやろー！」
「苦労なんてしてへんやろ！」
「妻の見えない苦労と努力の結果ですからね！」

ああ！　勘違い　2

ユーちゃん「からだが軽くなって、ゴルフのラウンドも疲れなくなった」
アーミン「当たり前やん！　いままでペットボトル7本半を腰にぶら下げて歩いていたのがなくなったんやからね！」

ああ！　勘違い　3

ユーちゃん「ゴルフのコーチいわく、飛距離は体重1キロで2ヤード減だから15キロの減量で30ヤードは飛ばなくなったな」
アーミン「減量する前から飛んでたん？　減量のせいによくできるわ！」

断食道場のすすめ

「ガンにエサを与えない」の考えを知った友人からのアドバイスをいただきました。その友人は、世界を食べ歩き、食を研究し、いろいろな国の郷土料理を教えてくださるユーミン大ファンの素敵な女性料理家の正路育加先生です。

営利目的ではない真の断食道場が長野で開催しているのでいっしょに参加しませんかというお誘いの話でした。早速、ユーちゃんに誘いをかけてみました。

ユーちゃんはなんでも興味を持つので、すぐに「いいねぇ、行くよ」になりました。

「やったー！」と思いました。育加先生のお誘いなら間違いなしです。

ところが、1日に水と塩だけに加えて、終日座禅の3日間です。予定日が近づくにつれて、ユーちゃんの顔と態度に不安が現れてきました。

それもそのはずです。3日間食事をとらなかったことは生まれてから70年もの間なかったことなのです。一食も抜いたことがないのです。風邪でうなされているときでさえ「食べなきゃあ　治らないのだ」と無理にでも食べてきたユーちゃんです。「からだが悲鳴を上げているときには、内臓を休めるんよ」といっても全く聞き入れてくれたことがありません。動物でさえも本能でしないことなのに。

そんなユーちゃんでしたが幸いにも、学生時代の同級生が断食道場近くの長野県塩尻におられて、20年ぶりに会う約束ができたのです。

当日ユーちゃんは、ぴょんぴょんと跳ねるように長野に出かけていきました。ところが、育加先生が新幹線のチケットをとり、いっしょに行きましょうと誘ってくださったのに、ユーちゃんは、万が一、途中でも逃げて帰れるようにと自分のクルマで長野まで出かけていったのです。

「まったくもう！　ありえへん！」

さて、どうなりましたでしょうか。

朝は６時起床。昼休憩をはさんで７時から18時まで30分ごとに座禅と瞑想を繰り返す３日間。口にするのは、塩をなめて水を飲むだけです。

道場１日目（断食してから２日目）の午前中は座禅で足の激痛と空腹感に襲われて瞑想どころではなかったそうです。帰り道に近くのコンビニでアイスクリームを絶対に食べようと考えていたそうです。「まったくもう！　ありえへん！」

しかし、１日目午後をすぎたころからは、からだが慣れてきたのと瞑想しているなかで、これまでの何十年間を振り返ってみるよい時間ができてきたようです。そうでもしていないと空腹感が頭を席巻してしまう恐怖であったともいっていました。

２日目は空腹も感じなくなって瞑想することが自然にできたようです。

あとはもういっぱしの座禅行者になっていたそうです。「ほんまかなぁ」

そこがユーちゃんの順応性があるのか、諦めが早いのか、どちらにしてもよい性格かもしれません。(笑)

最終日は朝食があります。

特殊な味付けの大根スープとパンが出されたそうです。ユーちゃんは4日ぶりの食事とあってここぞと食べはじめたそうです。味は薄いのですがなかなかおいしかったそうです。おかわりをしたときです。おなかがぐるぐると音を立てるように回り出したそうです。

その直後、なんときれいさっぱりと大量の宿便が排泄されたそうです。からだの中にこれだけの宿便がたまっていたことに、ユーちゃん自身がびっくりしたそうです。それも、参加者全員が宿便が出て、さっぱりして断食道場は終わったそうです。まさに断食のデトックス効果ですね。

ユーちゃんは、この断食道場では、不思議と耐えたり、我慢したり、イライラすることもなかったそうで、この時間は現実から離れて粛々と精神が無の状態になったといっています。からだもきれいに、精神的にも安らかになったそうです。大成功です!

育加先生ありがとうございました。

アーミン　「また行く?」

ユーちゃん「もういいや」

断食の効果は、次のとおりです。

・体内の老廃物や毒素を排出するデトックス効果。
・代謝の活性化による基礎代謝量の向上と脂肪燃焼効果。
・免疫システムの活性化による、免疫力向上効果。
・細胞の再生を促進し、健康な細胞の生成を助ける効果。

第3章　夫を食事で元気にするぞ！

ユーちゃんの新しい食事と生活習慣が始まりました。
アーミン　「まずは、腹回りについているその浮き輪をとって、やせようね！」
その日から、ユーちゃんの食事制限をはじめることにしました。
ユーちゃん「ええ！　今日から？」
アーミン　「今日からじゃない！　いまからやで！」
アーミン　「信楽タヌキの着ぐるみを脱いでもらいますからね！」

1．デトックスからはじめる

まずはじめたことはデトックスです。

デトックスによるユーちゃんの体内に長年にわたって蓄積している不要な脂肪、不要な老廃物、不要な化学物質、不要な有害ミネラルなどあらゆる不要な毒素を体外に排出することでした。そのためには、「食材」、「調味料」、そして「水」にこだわることにしました。

以下にデトックス効果を高める具体的な食材や食事法を紹介します。

「生きた水」を選んで水分を多く摂る

十分な水分補給はデトックスの基本です。

デトックスで最も有効となる「水」にはこだわりました。

水やハーブティーを1日2リットル以上飲むことで、体内の老廃物を排出しやすくします。

しかし、水は体調と相談しながら飲むことをすすめます。

「生きた水」とはミネラル豊富な水、体脂肪を減らす水です。わたしは、水のメーカーで長年講師をしていたことがあるので、これらたくさんある「水」の中で、ユーちゃんのからだに一番合う「水」を探そうとできる限りの「水」を求めて探し回りました。

ユーちゃんのからだに一番合う「水」の条件です。

条件1　癖がなく、温めてもおいしい、カドのない、まろやかな「水」であること。

条件2　波動が高い「水」であること。

条件3　高価ではなく、日常的に飲める「水」であること。

条件4　からだだけではなく、生活環境にもやさしい「水」であること。

この4つの条件でユーちゃんのからだに合った「生きた水」を選びました。

水については後で詳しく説明します。

食物繊維を多く摂る

食物繊維は腸内の老廃物を吸着し、便通をよくするため、デトックスにとても有効です。野菜や果物、全粒穀物、豆類を意識して摂りましょう。

デトックスに効果的な食材を摂る

デトックスに効果のある食材は以下のとおりです。

・レモングラス
・緑茶
・ケール、まこも、ほうれん草などの緑葉野菜
・ビーツ
・しょうが
・アボカド
・りんご
・クルミやアーモンドなどのナッツ類

発酵食品を摂る

発酵食品（キムチ、味噌、納豆など）は腸内環境を整え、消化機能を高め、老廃物の排出

を助けます。わが家では糀を使ってキムチ、味噌などを作っています。

加工食品を避ける

加工食品には保存料や人工添加物が含まれていることが多いため、これらを減らすことでからだに負担をかけない食事ができます。

アルコールやカフェインを控える

アルコールやカフェインは肝臓に負担をかけるため、デトックス期間中は控えるのがよいです。

2. 食事を変える

野菜中心の食事と散歩

食事は菜食を中心にしたメニューとしました。

ただし、菜食主義、ヴィーガン食なども研究しましたが、ユーちゃんのストレスが日々たまりそうなので初期からは断念しました。とにかく、食物繊維を野菜中心に摂ることで、腸内環境をよくして、不要な老廃物をからだから外に排出していくことにしました。

そこで大事なことは、これまで慣れてきた味付けをできるだけ変えずにストレスを感じさせないように意識して調理することでした。野菜以外には、有機のクルミとアーモンド、デーツを補助食のお菓子代わりに食べていました。デーツは、甘いものが好きなユーちゃんには適当な間食にはもってこいの果物です。

「食べる楽しみをユーちゃんから奪わない」

これが重要なことでした。結構な量を食べていました。

ただし、添加物の少ないナッツを選んでいます。

それと、毎朝の40分の散歩を加えることで、体調も安定して、なによりもこれまで以上に定期的な排便ができるようになりました。

1日3回の食事を2回にする

まずは、24時間、常に消化活動をしているユーちゃんの内臓を16時間は休ませることからはじめました。

16時間休ませるということは、必然的に朝食か晩食のどちらかを抜くことになります。

ユーちゃんは、仕事の関係で昼食は外食となる場合が多く、晩食は家族で楽しい会話の時間としたいことから朝食を抜くことになりました。

１日の食事は、晩食は19時、翌日の朝食はなし、昼食は12時と晩食から昼食の17時間は内臓を休めることにしました。

子どものころからきっちりと３食を食べていたユーちゃんには、最初から厳しいハードルだったかもしれません。わたしもお付き合いで、２人して１日２食の生活がスタートしました。

朝食の代わりに、挽き立ての有機農法のコーヒーを２人で飲むようにしています。今日の仕事とか、やらなければならないことなどテレビニュースを見ながら話をします。

しかし、最近はこの時間を娘と孫に邪魔されていますが、孫がわたしたちに朝から笑いをくれています。

１日２食の生活は、ひと月もしないうちに慣れてきたようです。ここだけの話なのですが、ユーちゃんは自分の部屋にナッツ類やフルーツグラノーラをひそかに置いて摘まんでいました。

アーミンはなにも食べていませんよ！

おなかいっぱい食べてやせる

子どものころから朝食をしっかり食べていたユーちゃんです。ユーちゃんは、欠食児童のように1食減らした分を残りの昼食と晩食の2食で取り返すがごとくにおなかいっぱい食べていました。できるだけ肉も野菜も量的に減らすことはしないで、いままでどおりの量と質を食べられるように工夫しました。特に使ったのは、こんにゃくと芋、それにカボチャ、大豆などで、味と見た目を変えずに盛り付け量を増やすことをしました。

味はもちろんなのですが、料理の見た目はとても大事なことで、ユーちゃんには食べ終えてからそれらの代替品を教えてあげました。それほど代替品がわからないように作ることはできるのです。

ミートスパゲッティは、大豆でできたソイミートを使ったりしました。ただし、100%大豆フレークにせずにお肉も少々混ぜ合わせました。

ユーちゃんの大好きな白米も、腹持ちがよく、太ることもないので食べてもらいました。それは、おなかがすいて「食べたい」と思うストレスが、たまらないようにするほうが効果的だからです。圧力鍋で炊いて数日寝かせた玄米も取り入れながら、白米をおいしく食べました。

結果は、なんと8か月間で15キロの減量ができました。若々しくて、肌つやもよくて減量に成功しました。

わたしの友人がいいました。「なんでこんな太った人と再婚したんやろうと思っていた。お金かなー？（笑）　いまは、三田村邦彦さんみたいになりはったやん」って。また大笑い。

おなかいっぱい食べてもやせられる食事の基本は次のとおりです。

1. 献立はすべての食材に糀を合わせました。
2. 調味料は自家製無添加の醤油糀、塩糀、玉ねぎ糀、糀味噌を使いました。化学調味料は極力使わないようにしました。
3. デトックス効果のある野菜とフルーツを摂るようにしました。ただし、フルーツはストックしていたらいくらでも食べますので、食べる分だけ買うようにしました。

糀を活用する

ユーちゃんの食事に積極的に糀を活用することにしました。

日本では、醤油や味噌、酒など多くの食品が糀を使用して作られており、糀によって独特の風味や栄養価が生み出されています。糀には様々な健康効果があります。

糀に含まれる酵素がからだの中で食品の消化を助けたり、免疫システムをサポートしたりする働きがあります。

また、糀から作られる調味料や飲料は、栄養価が高く、からだによい影響を与えます。昔から飲む点滴といわれています。

特に、糀に含まれるβ－グルカンや乳酸菌などが免疫細胞を活性化させ、免疫力を高める効果が期待されています。そのため、糀は健康への影響が大きく、日本人にとって一般的で身近な存在なのです。もっと糀を食事に取り入れることは、家族の継続的な健康につながります。離乳食から糀を取り入れると、安心安全で食材そのものの味を子どもたちに伝えてあげることができます。わが家では、離乳食から糀生活をしている孫はとても元気に育っています。

糀で作った調味料を使う

調味料の基本となるのは糀です。わが家では、塩、醤油、味噌は、すべて糀から手作りした無添加の調味料を作っています。

これらの調味料は、塩分を適度に摂取することで、体内の水分バランスを保ち、神経や筋肉の正常な機能を支える役割があります。

また、醤油やみりんにはアミノ酸が豊富に含まれており、栄養価も高いのです。

そのうえで、生産者と製造法がわかる油と水と塩を選ぶことがまずは重要と思います。醤油も作るのですが、豆糀も手作りしています。「糀の家」の教室でも作っています。昔ながらの醤油作りには1年かかります。

ユーちゃんは濃い味を好むために、食卓には、自家製の塩糀と醤油糀がいつも並んでおいてあります。わが家には人工調味料は必要ありません。

そして、これらはかんたんに作ることができるのです。作り方は後ほどご紹介します。

糀で調理前の下ごしらえをする

化学物質の含まれている食材（肉類、魚類、野菜、その他）も食べないわけにはいきません。そのため、調理前に糀と「生きた水」に数分漬けておくことで、旨味成分をできるだけ残して、余分な脂質、化学的な物質を取り除くような調理方法を徹底しています。

塩糀につけ置きしてそのまま調理しても味と旨味のあるおいしい料理になります。

牛肉、豚肉、鶏肉、魚類に塩糀を使った下味調理は、それぞれの旨味を引き出し、柔らかくしてくれる効果があります。そして、ワンランク上の食材に変身します。

塩糀に含まれる酵素は、肉などの繊維を分解し、旨味をしっかりと閉じ込めることができます。

塩糀を使った下味調理は、肉などをおいしく調理するための手法のひとつといえます。動物性の食材は、すべて塩糀で下ごしらえをすることで、お肉の臭みも消えてジューシーで消化しやすい状態にします。

そのうえ、塩糀だけで万能調味料になって、味付けができていますので、できあがりの調味料はいりません。チキンの照り焼きも塩糀だけでいままでよりおいしくできあがります。

甘味には神経質にならない

ユーちゃんは、お酒が大好きなのですが、実は甘党なのです。「ガンが喜ぶのは糖分」とはわかっています。

そこで、工夫しました。

糀には糖質を分解して甘味を生み出す酵素が含まれています。発酵過程で糀が糖質を分解して甘味を生み出すのです。

たとえば、甘酒や味噌などの発酵食品は、糀が糖質を分解して甘味が生まれます。そのため、糀を使った料理や飲み物は、自然な甘味を楽しむことができるのです。あんこなどの菓子類、すき焼きなどの料理には、糀での甘味付けを基本としていますが、他に少量の砂糖とかアガベシロップなども活用しています。甘味料にはあまり神経質にならないで調理しています。

わが家の砂糖は、てん菜糖、オリゴ糖を使っています。
糀からは、糀のあんこ、糀のチョコレート、季節のフルーツを使った糀のジュースを作っています。

自家製のぬか漬け

わが家では自家製のぬか漬けを作っています。わが家のぬか漬けは、保存効果の高いエンバランス容器を使っています。このエンバランス容器で保存することで、毎日ぬかをかき混ぜることなく、長期間いつでもおいしいぬか漬けを食べています。通常は容器ごと冷蔵庫で保存しています。

ぬか漬けと糀は、どちらも発酵食品であるという点で関係があります。ぬか漬けは、米ぬかと塩、野菜などを使って発酵させる食品であり、糀は米や大豆などを使って発酵させたもので、日本酒や味噌、醤油などに利用されています。両者ともに発酵によって食品の風味や栄養価が向上し、消化器官によい働きをします。

ぬか漬けの効用は次のとおりです。

1. 腸内環境の改善

ぬか漬けには乳酸菌が含まれており、腸内の善玉菌を増やし、悪玉菌を減少させることで、腸内フローラを整えます。これにより、便秘解消や消化不良の改善が期待できます。

2. 免疫力の向上

腸内環境が整うことで、免疫機能が向上し、感染症の予防が期待できます。

3. 抗酸化作用

ぬかに含まれるフィチン酸やポリフェノールは、抗酸化作用があり、細胞の老化を防ぐ効果が期待できます。

4. 食欲増進

塩分と酸味が食欲を刺激し、消化を助ける効果があります。食事の満足感を高めるため、特に食欲がないときに効果的です。

5. ビタミン、ミネラルの補給

ぬかにはビタミンB群（特にB_1、B_2、B_6）やビタミンEが含まれており、エネルギー代謝や肌の健康、抗酸化作用に寄与します。また、ぬかには鉄分やカルシウム、マグネシウムなどのミネラルが豊富で、骨の健康や血液の生成に役立ちます。

化学調味料と農薬を避ける

化学調味料には、からだへの影響が懸念される点がいくつかあります。
まず、一部の化学調味料には、過剰摂取が健康へのリスクとなることが知られています。
たとえば、人工甘味料や着色料には、消化器官や神経系への影響やアレルギー反応を引き起こす可能性があります。

また、一部の化学調味料は、食欲を増進させたり、食事量を増やす作用があるとされ、過剰な摂取が肥満や生活習慣病のリスクを高める可能性も指摘されています。そのため、食品に含まれる化学調味料の摂取量や種類には注意が必要で、できるだけ自然な調味料や素材を選ぶことが健康によいでしょう。

農薬は、農作物を害虫や病気から守るために使用される化学物質ですが、過剰摂取や長期間の摂取によってからだへの影響が懸念されています。

農薬は、消化器官や神経系、内分泌系などに悪影響を及ぼす可能性があり、特に小児や妊婦、高齢者などのからだが弱い方には健康被害が及ぶリスクが高まります。

そのため、農薬を取り込まないようにするには、農薬残留の少ない有機栽培の食材を選ぶこと、農薬を適切に洗い落とすこと、食材をよく加熱することなどの対策が有効なのです。ただし、ガチガチになると食べる食材がなくなります。

わが家の食材を選ぶバロメーターは、元々地球上にあった食材をそのまま食べることを基本としています。人工的に加工された食材はできるだけ摂らないことなのです。

わが家では、いまある食材に感謝して、自家製の糀を使うことで、からだにやさしい食材にしています。

油のこだわり

酸度が低いオリーブバージンオイルなどを使うことで、化学精製油は使用していません。からだによい油としては、オリーブオイルや亜麻仁油、アボカドオイルなどが挙げられます。これらの油には、不飽和脂肪酸やビタミンEなどの栄養素が豊富に含まれていて、心臓の健康やコレステロール値の改善に効果があるとされています。

また、揚げ物などに使う際には、加熱に強い特性を持つココナッツオイルやアボカドオイルもおすすめです。

ただし、摂取量には注意が必要で、過剰摂取はカロリー過多や肥満のリスクを高める可能性があります。わが家のオリーブオイルは、チリ産「CRUZ DEL SUR」を使っています。

米油は、米ぬかから抽出される油であり、健康によいとされる点がいくつかあります。まず、米油は、不飽和脂肪酸が豊富に含まれており、コレステロール値を下げたり、心臓病や高血圧の予防に役立つとされています。

また、米油にはビタミンEやγ－オリザノールなどの抗酸化物質が含まれていて、老化や生活習慣病の予防にも効果があるとされています。

さらに、米油は、中温での調理に適しており、サラダや揚げ物、炒め物など幅広い料理に利用することができます。

塩ソムリエが選んだ塩

わたしは塩ソムリエでもあります。

還元力というのは、化学的には他の物質から酸素を奪う（酸化を抑制する）能力で、電子を供給して酸化状態を改善する能力を指します。塩自体は強い還元剤ではありませんが、鉄や硫黄などの成分を含んでいることで、これらが酸化還元反応に関与します。これにより、酸化を抑える効果が期待できます。

わが家のこだわりの塩は、「リ・コエンザイムソルト」です。標高5000mの場所で採掘されるミネラル豊富なヒマラヤ岩塩を使った、還元力の高い塩です。

海水は残念ながら年々汚染されてきています。それを考えると何千年前の汚れのない時代の海水から作られた岩塩を選んでいます。

3. ガンを抑える「水」を求めて

ガンと「水」についての情報はかなり集めて試してみました。

その結果として、わが家では一般の水道水を選びました。

「えー！　水道水？」とおっしゃる方も多いと思います。しかし、水道水は殺菌消毒されているからこそ衛生面では安全です。そのうえで、水道水を単にろ過する装置を使うのではなく、その水道水の気になる塩素を変化させることで、エネルギーが高く、腐食しにくい「水」として使うことにしました。

わが家の水は、次の3種類です。

ウィルマックス社のエンバランス容器に入れた水

食品・医療分野の衛生資材メーカーである株式会社ホワイトマックスの創業者会長で、いまは株式会社ウィルマックス社長の増本勝久さんが開発したエンバランス容器に入れた水を使っています。

わたしは増本さんと出会う前からのエンバランス製品を愛用していました。わが家ではみな会長と呼んでいますので、ここからは会長と呼ぶことにします。

増本会長は、環境とからだに悪影響を与えるプラスチックは排除するべきといわれはじめた時代、「現代社会においてプラスチックのない生活はあり得ない。からだにも環境にもやさしい持続可能なプラスチックを創ろう」と発想して１９９３年に生み出したのがエンバランス製品です。エンバランス製品は化学薬品や添加物をできる限り減らした、ピュアな環境にとてもやさしいプラスチック素材で、エンバランスで作られた容器に入れておくと、水や食材の鮮度を保持します。

わが家では、エンバランス容器（12ℓの水タンク）に入れた水を使っています。エンバランス容器の水は、飲み水はもとより、食材の調理前のつけ置きに、調理にとわが家の生活環境には欠かせない万能の役割をしてくれています。長期間の保存ができるので継ぎ足しながら使うことができ、非常用の保存水にもなります。

わたしと増本会長との出会いは10年以上も前になります。

わたしの両親が残してくれた大阪の実家が水害に遭い、わたしは途方に暮れていました。しかし、後片付けの掃除していたときに家が喜んでいるように感じて、再建を決意しました。資金集めは大変でしたが周囲の助けもあってなんとか建て直すことができました。そして、新しい家の1階に30名ほどが入れるサロンを作り、そこで初めてのセミナーを開いたとき、なんと当時ホワイトマックス社の増本会長と奥様、社員の方2名が参加されていたのでした。

増本会長との初対面の挨拶は、手にも額にも緊張の汗が噴き出していたことを覚えています。わたしの第一声は「エンバランス、大好きです！」でした。

以後、増本会長には家族同様かわいがっていただいています。エンバランス製品を紹介する場では、会長の難しい化学の話のあとに、主婦のわたしが使い方を説明するとみなさんはエンバランス製品が一斉に欲しくなります。そのため、社員でもないわたしが、多くの場に駆り出されて増本会長と同席しています。

増本会長とは、年末年始にはわが家でごいっしょするのが恒例となっています。これからもこの御縁を大切にしていきたいと思っています。

フリーサイエンス社の素粒水

素粒水は「振動する素粒子レベルのエネルギーを発生させる水」という意味の還元力の強い水の名称で、株式会社フリーサイエンスが命名し、素粒水を作る浄水器やシャワーヘッドなどを販売しています。10年以上放置しても腐らない。電磁波を防ぐ。野菜の農薬や食品添加物が無毒になる。などの特長があります。

素粒水は体内での水分吸収がスムーズとなるので効率的に水分の補給ができます。また、吸収がよいために、代謝が活性化され、エネルギーの生成が促進されます。

十分な水分を摂取することにより、肌の保湿に寄与し、輝きのある健康的な肌を保つ助けになると同時に、水分が消化を助け、便秘の予防や腸内環境が改善します。

素粒水を摂取することで、体内の不要な物質を排出しやすくなるデトックス効果があると思います。

加熱をしても体内に入った後も、エネルギー状態が高いので、活性酸素を抑制することも期待できると思います。

わたしの家では、食材の調理前のつけ置き、飲み水、風呂、シャワーに使っています。エンバランス容器に入れても相性がよい水です。

宇田成徳先生のリバース水

リバース水とは、宇田成徳先生が開発された高回転量子水製造機から生み出される水です。

エンバランスの増本会長に紹介されて、大阪府北部に位置する能勢町で農業を営む不思議な工学博士、宇田成徳先生と出会うことから始まりました。宇田先生の著書『病気になりたくてもなれない話』を知っていましたので、興味津々でお会いしました。

宇田先生は、松下電器産業時代に特許・実用新案出願４９０件、登録件数１８０件に関係した85歳の工学博士です。得意分野はモーター技術分野ですが、農業においても「海塩まき農法」を考案して、全国各地に普及活動をされておられます。お会いしたときには、「田畑に塩まきですか？」と耳を疑いました。

宇田先生は、工学博士の独特な仮説を立てて検証する理論立てしてやさしく説明していただきました。「なーるほど」わかりやすいご説明に納得しました。

その「塩まき農法の特別な塩」と併せて、田畑を育成するために必要なのは良質な「水」が必要ですとおっしゃいました。宇田先生は「ニュージー７」という量子水を田畑に入水しています。宇田先生が指導された全国の農業生産者は、生産物の糖度が上がったり、収穫量が増加したりという結果が出ていて、生産者の所得も増えているそうです。そして、このニュージー7にさらに高回転エネルギーを加えることで、より波動の高い、人のからだに有効なリバース水ができることを実証されました。リバース水のからだへの効果は全国から報告されています。

わが家では、このリバース水を10倍に薄めて毎日欠かさずに飲んでいます。

ユーちゃんは、この宇田先生の奉仕と改善へのたゆまぬ前向きな生き方が大好きなのです。リバース水の製造装置は販売していますが、水自体は非売品です。ユーちゃんはこのリバース水を受け取りに宇田先生に会うことをなによりも楽しみにしているようです。

わたしの作った「生米パン」を宇田先生に絶賛していただきました。うれしい！

4．お米の効用

「お米は太る」は誤解

「お米を食べないようにしたらやせた」という話を聞きます。いわゆる糖質オフダイエットです。糖質の摂取を減らして、食事全体の量が減れば確かにダイエットになりますが、適量のお米は太ることはありません。

お米が太らないのは、他の炭水化物より消化に時間がかかり、満腹感を得やすい食品であるためです。

また、白米や玄米などの主食として適量を摂取することで、栄養バランスを整えることができるのです。

さらに、お米には食物繊維やビタミン、ミネラルなどの栄養素が豊富に含まれており、健康的な食生活をする上での栄養バランスを整えることができます。

その反面、パンは小麦粉を主原料とするため炭水化物が多く含まれており、血糖値の急激な上昇を引き起こすことがあります。

そのため、過剰なパンの摂取は血糖値の急上昇を招き、脂肪の蓄積や肥満のリスクを高める可能性があります。パン食は主婦にとっては準備がとても楽なのですが、お米をバランスよく楽しむ食事にしたほうが家族のからだにはよいと思います。

安心・安全なお米

紹介制SNSとして一時期盛んになっていた「CLUB HOUSE」で知り合いになった常本泰志氏との出会いがありました。常本氏は「おこめラヂオ」でパーソナリティをしていて、大阪吹田市で「お米専門店つねもと商店」を開業しています。常本氏は、小売でありながら生産農家の田を直接見て聞いて、米の収穫状況を収集している街のお米屋さんです。

ＣＬＵＢ ＨＯＵＳＥに参加している米生産者の方々のお話を聞きました。彼らは試行錯誤を繰り返しながら、日々勉強と実践を重ねて、自然と共存しながら一生懸命にお米を作っていました。化学肥料と農薬を使わないという葛藤と軋轢と闘いながら、安心で安全なお米を作っている若い生産者がいることも知りました。

その中でも、愛知県西尾市の若き生産者、羽佐田辰也氏の作るこだわりの「羽佐田プライド」は残留農薬０で、しかも２・２ミリの大粒米なのです。わが家のお気に入りの生産者とお米です。食してもおいしいのはもちろん、糀を作るのに質量、水分量ともに適したお米なのです。

ユーちゃんとわたしはいつもそれら生産者の方々を応援しながら、おいしいお米を食べています。日本のお米文化を絶やすことのないように、常本氏といっしょに生産者を支援したいと思い、ご家庭で１日１杯のご飯を食べるという「もっとお米を食べよう！　プロジェクト」を立ち上げました。

もっとお米を食べよう！

２０２４年の夏には令和の米不足問題が発生しました。お米って、あって当たり前の食材です。スーパーからお米がなくなって大切さに気づくのです。

この数年、ずっとお米を食べよう！　と発信してきました。朝食などでは、お米よりパンが楽だから…　主婦として、その気持ちはよーくわかります。

それでは、お米をパンに代えてしまいましょう！

わたしの開催する「糀の家のパン作り講座」では、「生米から糀パンを作る」を教えています。ご家庭にあるお米と糀と器材で、かんたんに、安く、早く、手作りできる「生米糀パン」のレシピを試行錯誤で作りました。

まだまだ高価で産地も種別も不明なブレンド米を使った米粉ではなく、ご家庭にあるお米から作るグルテンフリーの「生米糀パン」です。それも糀入りです。

これまで小麦粉のアレルギーでパンが食べられなかった子どもたち、大人に、親子で楽しく作るパンとして大好評です。

糀入りではありませんが「生米パン」の作り方を第4章で紹介しています。かんたんに作れますので試してみてください。

5. ファイトケミカルスープ・水素・マナウェーブ

ファイトケミカルスープの威力

ファイトケミカルとは、「ファイト＝植物」、「ケミカル＝化学成分」という意味で、野菜や果物の色素や香り、辛味、苦味などに含まれる機能性成分のことです。

ファイトケミカルとは、植物が自身を守るために作り出す成分として、ガンの予防効果があることがわかっていました。次のような効果もあります。

1. 抗酸化作用

ファイトケミカルには、強い抗酸化作用があり、活性酸素を消去することで細胞の酸化ストレスを抑制するといわれています。これにより、ＤＮＡ損傷や遺伝子変異を防ぐことができ、ガンの発生を抑制するといわれています。

2. 発ガン物質の排除

ファイトケミカルには、発ガン物質を体外に排出する酵素の活性化作用があります。これにより、発ガン物質の蓄積を防ぐことができ、ガンの予防に役立つといわれています。

3. 細胞増殖の抑制

ファイトケミカルには、ガン細胞の増殖を抑制する作用があり、腫瘍の進行を遅らせるといわれています。

4. 血管新生の阻害

ファイトケミカルには、ガン細胞の増殖に必要な栄養供給を妨げるといわれています。

ファイトケミカルは、ガンの予防に効果があることは以前から知っていました。

あるとき、友人からファイトケミカルのスープをかんたんに作れる機器があって、その説明会への誘いがありました。

その説明会を開催するご自宅は、なんと！　関西でも全国的にも憧れの「芦屋」のご自宅で開催するというのです。それが芦屋の素敵なマダム、里英《りえい》さんとの出会いでした。沢口靖子似の美人里英さんのエネルギッシュな行動力と前向きな姿勢は、女性としても改めて見習うことになりました。

彼女もやはり、食事の作り手が楽になって、家族の健康を守ることを大優先にしていました。

その里英さんから、ファイトケミカルスープをかんたんに作ることができる「スープを作る機器」を紹介していただいたのを機に、毎日のようにからだによいスープを作っています。

野菜などの食材を皮ごとぶつ切りにして、この「スープを作る機器」に放り込んでスタートスイッチを押すだけで、栄養価の高いスープができあがるのです。

この機器がなくてもファイトケミカルスープは作れますが、毎日のことなのでこの機器があるととても便利なのです。これは、これまでにないおすすめのひとつです。

なお、スープのとろみは、小麦粉や米粉は使いません。えのきでとろみをつけるのが秘けつです。キノコ類にはガン予防のβカロチンが豊富なのです。

ガンを抑える水素を求めて

幅広い人脈を持つエンバランスの増本会長から大阪江坂にあるイオンと水素の株式会社トラストレックスの西村純一社長を紹介されました。

西村社長は、長年イオンと水素の研究と商品化で成功されている方でした。からだに役立つ本物のイオン商品とはなにか、水素商品とはなにかを知り尽くしていました。アレルギー症状を緩和するイオン商品は以前からわたしたち、子どもたち全員で使っていました。

ユーちゃんのガンを報告すると、西村社長は多忙の中にもかかわらず、水素について丁寧なご説明をしてくださいました。そして、水素を直接鼻から取り入れる小型の吸入機器をすすめてくださいました。

ユーちゃんは、水素吸入は気持ちのよいこともあって、デスクワークのときにはいつも使っています。気持ちがよいのかわかりませんが、たまにデスクで居眠りをしています。

ガン治療における水素の効能と効果は以下のとおりです。

水素には抗酸化作用があり、活性酸素を除去することができるとされています。ガン治療においても、水素が酸化ストレスを軽減し、細胞や組織を保護する効果が期待されています。また、水素は炎症を抑制する働きもあるため、ガン治療に伴う炎症や副作用の軽減に役立つ可能性があります。

水素水には、以下のような効能や効果が報告されています。

1. 抗酸化作用

水素水に含まれる水素が体内の活性酸素を除去し、細胞や組織を酸化ストレスから保護する効果があります。

2. 炎症抑制効果

水素水が炎症を抑制する効果があると以前より報告されており、炎症性疾患の改善に役立つ可能性があります。

３．酸化還元反応の調整

水素水が体内の酸化還元バランスを調整し、細胞の活性化や再生を促す効果が期待できます。

マナウェーブとの出会い

友人に佐々木耕司・明美ご夫妻がいます。耕司氏は、株式会社ｍａｎａの社長で、神経波磁力線発生器（セルパワー）なる機器を、新たに「マナウェーブ」として開発して販売を開始された有能なエンジニアです。

このマナウェーブは、磁力を使ってからだの中の水分の状態を正常化する機能があります。輪っかのような機器を患部にあてて、軽ーいパルス磁力を一定時間あてることで体内の波動を理想的な状態にしてくれる「優れもの」なのです。体内の水を整えるサポートができるので、自分に合った状態に調整してくれるようです。輪っかの真ん中は当然のごとくゼロ地場になっています。

このマナウェーブの輪っかを横になっておなかの上に乗せて作動すると、ほとんどの方は、なぜか気持ちよさそうに居眠りをしてしまうのです。

このマナウェーブは、内臓などの機能改善とか痛みなどを緩和するなど、からだに負担がなく、なによりもからだのバランスが整うようでとても気持ちがいいのです。

ユーちゃんは、この輪っかを前立腺の位置に30分ほどの時間をあてて毎晩寝ています。

ユーちゃんは、「この輪っかのおかげで、ストレスなく、よく眠れるようになったな」といっていますが、ユーちゃんはどこでもどんな状況でもすぐに爆睡してしまうのです。これは、お父様の血統のようです。

わたしたちはこのマナウェーブを2年半ほど使っています。ユーちゃんは毎日、わたしは体調が不順のときに使っています。

マナウェーブは安価にレンタルすることもできますので、是非試してみてください。詳細は、ネットで検索してみてください。

第4章　糀の活用レシピ

糀の調味料を作りましょう

わが家では糀で作った自家製の調味料を使っています。糀は健康な食生活には欠かせない万能の調味料です。糀の消化酵素が胃腸の働きをサポートしてくれます。その働きが実感しやすいのが、消化酵素による健胃整腸作用です。

この章では、糀の家の麹士育成講座で教えている糀調味料のレシピをご紹介します。

塩糀

糀を毎日の食事に取り入れるために一番かんたんに常備できるのが塩糀です。

糀の栄養と旨味を持ち合わせた塩糀は万能調味料です。通常の塩と同じ感覚で使えます。食材の旨味をより引き出す効果がありますので、他の調味料を加えなくてもおいしく仕上がります。下ごしらえで使ってみるとびっくりするくらい食材がランクアップします。おいしい上に、消化を助けてくれる一品になります。冷蔵庫で3か月ほど保存できます。

●材料

・乾燥米糀　１００g

・塩　35g
・水　140cc

●作り方

・殺菌したビンの中で、すべての材料を1日1〜2回混ぜます。常温で夏場は1週間、冬場は2週間で完成。
・フタは、ゆるめにしておくか、ほこりが入らないようにキッチンペーパーにしてください。
・ヨーグルトメーカーがあれば、55℃程度で、約12時間で熟成します。

●使い方

・魚は、ひと切れに大さじ1の塩糀で、30分〜一晩漬けます。
・肉は、100gに10gの塩糀で、30分ほど漬けます。
・野菜は、野菜の10%の塩糀で、一晩漬けます。おいしい浅漬けができます。
・火にかけると焦げやすいため、できるだけ糀のお米部分を取り除いて、中火以下で調理するとよいです。

醤油糀

●材料

・乾燥米糀　100g
・醤油　230g〜270g

●作り方

・殺菌した容器で、米糀と醤油を混ぜます。
・フタは、ゆるめにしておくか、ほこりが入らないようにキッチンペーパーにしてください。
・常温で1週間、冬場は10日〜3週間、とろみが出てきたら醤油糀の完成です。
・塩糀と同様、ヨーグルトメーカーがあれば、55℃程度で、約12時間で熟成します。
・完成後は、冷蔵庫で保存してください。
・火にかけると焦げやすいため、できるだけ糀のお米部分を取り除いて、中火以下で調理するとよいです。

●使い方

・醤油の代替品として使用します。液体部分は、醤油としてもあらゆる料理に使えます。

・魚や鶏肉の照り焼きに醤油の代わりに使います。
・照り焼きの魚2切（ブリなど）に醤油糀大さじ3、みりん大さじ3。
・カレーライス、ミートスパゲッティにもお好みで混ぜていただくと旨味が増します。
・たまごかけご飯、納豆ご飯、冷ややっこにもとても合います。

甘糀

一般的に「甘糀」を作る方法は、炊飯器を使う方も多いのですが、温度が60℃を超えますので、ヨーグルトメーカーを使うことをおすすめします。

●材料

・冷めたご飯1、糀1・5、ミネラルウォータ1・2の割合。

●作り方

・55℃で8時間。途中で1～2回混ぜて完成です。
・完成したら冷蔵庫で急冷すると甘くておいしい甘糀ができます。
・冷蔵庫保存で5日間です。

・作りすぎたら冷凍保存してください。

クイック調味料（スープの素）

お湯をそそいだらスープができます。

●材料

・完成した塩糀　２００ｇ
・白ねぎ（みじん切り）　30ｇ
・白菜（みじん切り）　30ｇ

●作り方

・混ぜ合わせればすぐに調味料として、炒め物、肉や魚の下ごしらえに使えます。
・冷蔵庫保存で１か月ほど熟成させると、大さじ１杯のクイック調味料にお好みの分量のお湯を加えるとスープができあがります。

ご飯のおとも（食べる糀）

ご飯のおともに、納豆、冷ややっこ、お漬物、たまごかけご飯にもよく合います。

●材料

・完成した醤油糀　２００g
・細切り昆布　10g
・梅干し　お好みで

●作り方

・材料を混ぜ合わせます。
・昆布が柔らかくなったらお召し上がりください。
・冷蔵庫保存は１年程度です。

納豆糀

ご飯のおともに。

●材料

・醤油糀　50g

・納豆　1パック

●作り方

・材料を混ぜ合わせたら完成です。

・冷蔵庫保存で早めにお召し上がりください。

かつお糀

炊き立てのご飯、おにぎりのトッピングにとてもよく合います。

●材料

・醤油糀　50g

・かつおの粉　6g

●作り方

・材料を混ぜ合わせれば完成です。

中華糀

中華の素として、お使いください。

●材料

・米糀　１００g
・白ねぎ　１００g
・しょうが　50g
・にんにく　20g
・白菜　50g
・玉ねぎ　50g
・干ししいたけ　１個
・干しエビ　20g
・塩　40g

●作り方

・野菜、干ししいたけ、干しエビをみじん切りにします。またはフードプロセッサーにかけて、米糀、塩を混ぜ合わせます。

・それをヨーグルトメーカーで55℃、8時間でできあがります。

・それをミキサーにかけてペースト状にします。中華の素としてお使いください。

きゅうりの塩もみ中華風

●材料

塩もみしたきゅうり2本に対して、

・中華糀　小さじ2

・ごま油　小さじ1

・白ごま　お好みで

・甘糀　お好みで

●作り方

材料を混ぜ合わせれば完成です。

コンソメ糀

コンソメ調味料の代わりにお使いください。
スープにする場合は、２００ccの水分に対して大さじ1杯を目安とします。

●材料

・乾燥米糀　１００g
・玉ねぎ　１５０g
・にんじん　50g
・白菜　50g
・セロリ　50g
・塩　40g

●作り方

・みじん切り、またはフードプロセッサー、ミキサーにかけた野菜と米糀１００gと天然塩40gを混ぜ合わせて、ヨーグルトメーカーで55℃、8時間（途中2〜3回混ぜます）でできあがります。

・糀の粒が気になる場合は完成後にミキサーにかけてペースト状にしてください。
・冷蔵庫保存は1か月、冷凍6か月程度ですが、なるべく早めにお召し上がりください。
・冷凍保存の場合は、ファスナー付き保存袋に平に入れて割って使うと便利です。

カレー糀

カレー、カレースープと唐揚げ、タンドリーチキンなど下味付けにお使いください。

●材料

・乾燥米糀　100g
・トマトピューレ　30g（トマト缶100gまたはトマト100gでもよいです）
・玉ねぎ　150g
・にんにく　15g
・しょうが　15g
・セロリ　30g
・りんご　30g
・醤油糀　15g

・塩　50ｇ
・カレー粉　40ｇ
・水　40cc

●作り方

・野菜をミキサーにかけて、そこに乾燥米糀、塩、カレー粉を加えます。
・それをヨーグルトメーカーで、55℃、８時間（途中２〜３回混ぜます）でできあがります。
・冷蔵庫保存で１か月程度です。残りは冷凍保存してください。１か月は保存できます。

糀ごまドレッシング

●材料

・白すりごま　大さじ４
・マヨネーズ　大さじ４
・醤油糀　大さじ１
・アガベシロップ　小さじ１〜２
・お酢　小さじ１

●作り方

・材料を混ぜ合わせて完成です。

糀サラダドレッシング

●材料

・完成したコンソメ糀　大さじ2
・レモン汁　大さじ1
・オリーブオイル　大さじ2
・塩、コショウ　適量

●作り方

・材料を混ぜ合わせたら完成です。
・食べる分だけ作って早めに使い切りましょう。

砂糖なしの発酵あんこ

●材料

・乾燥米糀　２００g
・小豆　２００g
・塩　適量

●作り方

・小豆を水洗いして浸水する（6～8時間）
・小豆に芯がなくなり、指で潰せるくらいに柔らかくなるまでゆでます。
・塩を少々加えます。
・ゆで上がった小豆を水切りして冷まします。
・水切りして残ったゆで汁に水を加えて合計２００ccとします。
・それにゆでた小豆と乾燥米糀２００gを加えて、ヨーグルトメーカーに入れ、55℃、8時間で完成です。
・発酵あんこはできるだけ食べきりましょう。１週間程度は冷蔵庫で保存できます。
・小分けにしてラップに包んで、冷凍庫で１か月程度保存できます。

生米パン

糀ではなくお米を使う大人気のレシピです。

●生米パン5つのコンセプト

1. グルテンフリーで作れること。
2. 高価な米粉を使わずに、安価で作れること。
3. 短時間で作れること。
4. 専用の機器は使わずに作れること。
5. だれでもかんたんに作れること。

●器材

・オーブンレンジ
・ミキサーA（消費電力500W以上）またはミキサーB（200W程度）
・耐熱容器または半斤程度のパン型容器

●食材

・お米　１８０ｇ
ササニシキ、ホシニシキなどあっさり系のご飯になるお米がよいです。もっちりとしたお米は生米パンには不向きです。
・食用油　20ｇ（米油、オリーブ油、サラダ油など）
・砂糖　10ｇ
・塩　３ｇ～４ｇ（４ｇでフランスパン程度の塩加減）
・お湯（水）　70cc
・ドライイースト　３ｇ
・ミキサーA（５００W以上）は50℃前後のぬるま湯
・ミキサーB（２００W程度）は冷水

●パン生地作り工程

１．お米を洗って、常温の水に浸して30分～1時間置きます。夏場は30分でＯＫです。
２．１をザルに上げて浸透したお米を再計量します。１８０ｇのお米は２４０ｇ程度になっています。
３．ミキサーAの場合は、合計３３０ｇになるように50℃前後のぬるま湯を加えてください。

4. ミキサーBの場合は、合計330gになるように冷水を加えてください。
3をミキサーに入れてください。
5. 砂糖、塩、油の順で投入して、その都度ミキシングして、ミキサーの周りについているお米はゴムへらできれいに下の生地にすべり落としてください。
6. 最後にドライイーストを入れて1分程度ミキシングしてください。生地がかなり硬くなりドロッとしてきたら、10ccの予備水を入れてください。
7. ミキサーを作動します。ザラッキが全くなくなり液状になるまでミキシングしてください。
ミキサーAの場合　2~3分程度
ミキサーBの場合　6分程度
ミキサーを30秒から1分以内くらいかけては、モーターが熱くならないように休憩しながら使ってください。

●一次発酵工程

初めてパンを作られる方は、小さめの容器（750㎖パウンド型）が作りやすいです。
1. 容器にクッキングシートを敷き詰めます。
2. クッキングシートに霧吹きで水をかけます。必ずクッキングシートを使用してください。

生地が容器にくっついてしまうのを防ぎます。

3. 生地を容器の半分より少し下ぐらいまでになる容器をおすすめします。
4. 生地の上からも霧吹きをしてから、食品ラップで覆います。
5. オーブンレンジの発酵機能40℃で発酵させます。

1・8倍の大きさになるまで発酵させます。1・8倍以上発酵させないでください。
発酵過多になると生地が粗くなります。20分程度が目安ですが、オーブンレンジの性能
により多少異なります。

●焼き工程

1. オーブンレンジを余熱180℃でセットします。
2. 一次発酵した生地の食品ラップを取り、表面に霧吹きして、クッキングシートを生地の上にかぶせます。食パン型にしたい場合は、金属製のフタをしてください。
3. 余熱180℃にセットしたオーブンレンジに入れて、30分焼きます。オーブンレンジの性能により多少の誤差はあります。オーブンレンジの中に、耐熱カップに水を入れておくと生地が乾燥しにくくなります。
4. パンの焼き上がりです。
5. 保存する場合にはカットしたパンをひと切れずつラップで包み冷凍庫で保存します。

6. 冷凍した生米パンをおいしく食べるには、冷凍生米パンに霧吹きしてフッ素樹脂加工のフライパンで焼きます。

第5章　いろいろな出会いとこれから

嵐を呼ぶ！　娘が出戻ってきた

次女がヤンチャな3歳の男の子の孫を連れてわが家に出戻ってきたのです。ユーちゃんと2人の静かな生活から一変、朝から晩までがてんやわんやの毎日となりました。

これまで、主婦業を得意としていなかった専業主婦？の娘は、自立した生活が容易にできるものだと考えていたようです。わたしがシングルマザーで3人の子どもたちを育てたことも脳裏のどこかで「わたしにもできる」と思い込んでいたのかもしれません。娘は、働きながら子どもを育てているシングルマザーと同じように、住む家と働き口、そして保育所を探しはじめました。しかし、当然のことながら意に合う条件では見つかりません。

最初は粋がって、シェアハウスを借りて孫である息子と2人で生活するともいっていましたが、肝腎の収入のある働き口、保育所も見つからない現実を認識できていませんでした。わが子を育てることには、厳しい現実と重大な責任があること、これから先の長い間にも難題を抱えることがあるとは、すぐに実感ができません。当然の成り行きですが、頼れるところはわが家しかありませんでした。そして、それからわが家は2家族4人の生活が始まりました。

娘は、保育園が併設されている仕事を見つけて、働くことになりました。ところがこの仕事は、雨でも雪でも台風でも酷暑でも酷寒でも休むことができない過酷な外回りの仕事でした。それでも娘は、毎朝6時に起きて、7時には自分の息子を自転車の後ろに乗せて出かけて行くのです。毎日重たい商品を両腕に抱えて配達し、様々なお客様と折衝ごとがあって、毎日へとへとに疲れ切っても孫を後ろに乗せて帰ってきます。娘はこれまでパート以外には正規に働いた経験はなく、自立した経験もないのです。そのうえ、子どもを育てることももちろん初めての経験です。

その娘が毎日毎日休むことなく厳しい外回りの、それも重たい商品の配達仕事に行っているのです。そのうえ免許を持っていないので原付きには乗れず、配達はママチャリ電動自転車なのです。夕飯にはその日のうれしかったことも辛かったことも細かく活火山のように吹き出してきます。

しかし、娘がこれまで生きてきた中で想像ができないことの発見がありました。わが子を守る「母は強し」なのです。

朝から晩まで、てんやわんやの毎日は、吉本新喜劇ではありませんが、喜怒哀楽、笑いとペーソスのある懐かしい家族を思い出させてくれているのです。

ユーちゃんとわたしは、娘の話を聞いてやり、仮に娘と衝突があっても、イライラせず、ストレスをためないように、気長に、笑ってすぎるのを待つようになりました。この娘と孫が自立できるまではわたしたちは健康でいなければならないのです。

ユーちゃんは孫に向かって「早く大きくなってくれ！」と毎日手を合わせて哀願しています。

健康で長生きする目標を与えてくれた娘と孫に感謝なのかもしれません。

「ありがとう」

小田玉瑛先生との出会い

小田玉瑛先生は、中東アジアの印章の調査のためにシルクロードを50回以上も歩いた92歳の篆刻《てんこく》家の素敵な女性です。ノミと彫刻刀を使っての作業は力と体力と気力、そして精神が必要なのですが、いまでも現役なのです。東京と京都のご自宅をおひとりで新幹線に乗って行き来されています。すべての歯はご自身の歯で、フルコースをペロッと召し上がります。

しかし、その翌日は絶食をされて、内臓をしっかりと休ませておられます。銭湯のお風呂が大好きで、これもおひとりで行くのですが、気さくなご性格なのでお風呂のお仲間ができるそうです。

江戸っ子なので、好きなことを好きなように表現されます。わが家で食事をされたときには、「わたしは魚が嫌いなのよねぇ。骨を取るのが面倒なのよ」といいながら糀で下ごしらえした焼き鮭をペロッと召し上がっていました。

「あなたの料理は、この前食べた有名店の料理よりおいしいわ」

うれしい!

好きと嫌いとをはっきりいえることは長生きする秘けつなのかもしれません。

川端康成の奥様と親しく、著名な文豪家、昔の映画俳優などボーイフレンドは多くおられた話をお聞きします。いまでも若い男性の方がお好きなようです。（笑）

あるとき「コンさんがねぇ」

「先生、コンさんってどなたですか？」

「今東光よ」

また、「シバさんがねぇ」

「もしかして、司馬遼太郎ですか」

「そうよ。なにか？」

作家の瀬戸内寂聴さん、信楽焼陶芸家の神山清子さんが亡くなられたときにはさすがに寂しそうでした。

わたしが玉暎先生のことが大好きなのは、ご自身の生き方をお持ちになってそのとおりに正直にしておられるところです。

マネージャーの圭子さんとは、「あ・うん」の呼吸でいい合っていますが、圭子さんが傍にいらっしゃるからこそ、玉暎先生が元気でおられると思っています。

いつまでもおきれいでシャキッと元気でいていただきたいと願っています。

わたしが出会った女性の中では、ダントツでナンバー1の「凛」とした女性なのです。

ナノソイアプローズの美紀ちゃんとの出会い

わたしと株式会社アプロ社長の立川美紀ちゃんとは、コロナ禍の声のＳＮＳでの出会いです。お声だけでも世の中のために人が喜ぶ会社を作りたいという素直な思いが伝わってくる女性でした。すぐにお会いしたいと思いました。願えば叶うとはこのことで、すぐに美紀ちゃんは九州から、叔父様の平川様は関東から大阪に出てきてくださいました。

美紀ちゃんの会社は、ここちよい空間、人とからだの健康作りのお手伝いをしている会社です。メイン商品は大豆の不飽和脂肪酸を微細化した天然由来の洗剤「ナノソイアプローズ」です。

食器洗いから、コンロ周りの油汚れ、お風呂、トイレ、床、窓ふき、ペットのシャンプー、消臭など家中に万能な洗剤なのです。わたしは洗顔にもうがいにも使っています。(笑)

ところが、このうがいが美紀ちゃんとさらに太い関係になっていきます。この洗剤を増本会長が開発したエンバランス容器に入れ替えると不思議な効果が現れてきました。うがいのときのえぐみが消えたのです。そこで、増本会長に引き合わせをするために大阪に来てくれたのです。それを機に、いまではエンバランス販売においても強力な販売店となっています。

エンバランスパワーと美紀ちゃんはじめスタッフのみなさんの思いがエンバランスに乗って、商品がさらにパワーアップしてお客様にお嫁入りしているように感じています。

美紀ちゃんは、威張ることは全くなく、いつもピュアで、かわいらしい人です。だから周りから好かれて人が集まってくるのだと思います。

毎日、人が喜ぶことを考えながら、実は本人が率先して喜んでいるというピュアな女性で、どのようなときでも万能な「ナノソイアプローズ」とよく似ています。（笑）

美紀ちゃんのような生き方も未病でいることができるヒントがいっぱいなのです。わたしが見習いたい尊敬する女性のお１人です。

興味のある方はネットで検索してみてください。

宇宙人タッキーとの出会い

宇宙人タッキーこと瀧本晋士さんは、大阪吹田市にある有名なヴィーガンレストランの経営者です。エンバランス容器の愛用者でもあります。

ユーちゃんのガンに対する食事療法のひとつとしてヴィーガン食とはどの程度のものなのかを調べていました。先入観は野菜ばかりの無味な菜食ものと決めつけていたのでした。

ところが、増本会長とユーちゃんとわたしの３人で、宇宙人タッキーのレストランで食事をしたのですが、まあ、びっくり！　これがヴィーガン料理なの！　それもほんまもんのオリエンタルヴィーガン料理なの？

いままで食べたヴィーガン料理との明らかな違いを見せつけられました。それもそのはずで、宇宙人タッキー自身は、30年の間、正真正銘のヴィーガンなのです。ヴィーガンとは、動物性の食材は一切摂取しないうえ、さらにタッキーは、ねぎ、玉ねぎ、ニラ、らっきょう、にんにく、あさつきなど香りの強い野菜も食べないのです。

その宇宙人タッキーの天才的な調理と味付けで作り上げた料理は、お客様はだれでもが「これがヴィーガン料理なの？」とついついいってしまうほどです。ヴィーガンの方々は毎日のように全国からタッキーの料理を求めて食べに来られています。

タッキーはなぜ宇宙人なのか？　タッキーは、天才的な調理感覚に加えて、独学の豊富な知識、それと行動力があります。その反面、こまごまとした事務的なこととか、レシピを作るとかビジネス上の慣習などの知識は得意ではなく、どこでもだれでも子どものように親しくなれる子ども目線を持っています。そして、その子ども目線でフリースクールの運営に携わり、自身の利益の中から子どもたちの支援をしています。

すべての道順はナビゲーション頼りで一向に覚えられず、忘れ物は日常茶飯事、人を信用しては辛い思いをします。突拍子もない話が湧き出てしばしば脱線してしまいます。それでもＩＱは１２０のまさに宇宙人なのです。

今日も宇宙人タッキーは、わが家に鍋と包丁を忘れて帰っていきました。なんで！　大切な仕事道具を忘れるの？（笑）

わたしとユーちゃんのこれから

こんな愛嬌のあるタッキーが、人生を掛けて取り組みたいことがあるので、手伝ってほしいとわが家にやってきました。

タッキーの考えはこうでした。

「化学肥料と農薬を使わずに丹精込めて育てた野菜なのに、変形していたり、大きさが規格外なので売れ残ったり、廃棄処分になっているものがたくさんあります。切り落として捨てていた茎、葉、根などもいっしょに適正な価格で引き取って、新たな食材として加工して販売してはどうでしょうか。生産者も助かるし、健康で環境にやさしい食品を多くの人に提供できることになります」

タッキーはこうした考えから「アオギリフォレスト合同会社」を立ち上げることになったのです。わたしとユーちゃんは、この考えに賛同して協力することになりました。

シングルマザーだったわたしの子育ては、仕事をしながら時間をやりくりして、毎日毎食手作りの料理で子どもたちを育ててきました。そしてその子どもたちが健康で成長していく姿を毎日楽しみに暮らしてきました。

しかし、いまの子どもたちの食生活はどうでしょうか。家庭の味、手作りの料理は影をひそめて、ファストフード、インスタント食品、冷凍食品ばかりで、調理するのは電子レンジでチンするだけ。調理がかんたんで見栄えのよい料理がネットでもテレビでも毎日のように放映されています。食生活に対する考え方が大きく変わってきているように感じています。

わたし自身の経験から、仕事帰りに食材の買い出しをして、家族には毎日料理するのは、とても大変なことはよく理解できます。

しかし、レンジでチンするだけの料理、出来合いのお惣菜料理は、家族にとってほんとうに安心で安全な食事なのでしょうか。過度の農薬、化学調味料、有害な防腐剤などは含まれていないのでしょうか。食品の裏面表示をよく観察して、アレルギー体質など、子どもたちや家族の健康に影響してはいないだろうかと考えてみることも必要なことだと思います。

アオギリフォレストが製造して販売する料理は、このような人たちを応援するために作られています。料理の形態はレトルトパックで冷凍保存ができます。かんたんに短時間で健康な料理が作れます。そして、安心、安全です。もちろん、わたしの糀はこれらの料理に無添加調味料として加えています。

これなら、わたしの娘と同じように忙しく仕事をしながら子育てしている親たち、家族を介護している人たちも、かんたんに安心で安全な料理が作れます。育児の離乳食にもなります。なによりも食材の買い出しと料理する時間を、子どもや家族と食事をしながら楽しく会話する時間にあてることができますので、一石二鳥です。

ガンと食、生活習慣の関連をずっと考え続けているわたしとユーちゃんは、アオギリフォレストが作る料理食を広めていくことに、残された時間を少しだけ還元したいと思っています。

わたしとわたしが作った糀は、まだまだのんびりと休ませてはくれないようです。(笑)

わたしもユーちゃんも、自分のからだと自分たちの生き方は自分で決めることで、少しでも長く楽しい時間を過ごしたいと思っています。わたしの子どもたちに面倒をかけないように、ユーちゃんと2人で、楽しく元気に残りの時間を過ごしていこうと思っています。

わたしと家族を支えてくだっているみなさんと、この本を最後までお読みいただいた読者のみなさんに感謝して結びとします。

山田明美　YAMADA Akemi

糀の家　代表
https://www.koujinoie.com

上級麹士・薬膳麹士（麹でロハス推進会）
食育ソムリエ（日本協同組合連携機構）
塩ソムリエ（日本塩ソムリエ協会）

糀の専門家。「糀でつなぐ食と人の和を大切に。ここちよい暮らしは毎日の食事から。糀を作ることが家族の健康と幸せにつながる」という想いから、気軽に暮らしの中へ取り入れられる糀の魅力を伝え続けている。初級麹士・上級麹士の育成講座も開催。「食・健康・美」の講演も多数。

糀のチカラ

ガンと共生する食生活

2025年3月10日　初版第1刷発行

著者　**山田明美**
発行人　**阿部秀一**
発行所　**阿部出版株式会社**
〒153-0051
東京都目黒区上目黒4-30-12
TEL：03-5720-7009（営業）
03-3715-2036（編集）
FAX：03-3719-2331
https://www.abepublishing.co.jp
印刷・製本　**アベイズム株式会社**

ISBN978-4-87242-682-3　C0077